Ich widme dieses Buch

der Lebensfreude,
die ich auf der anderen Seite des Schmerzes fand.

Denn,
die lebenslänglichen Folgen und Langzeitwirkungen
von eingefrorenem Schmerz
sind tausend Mal schlimmer als Schmerz auftauen
anschauen
zulassen
spüren
und annehmen, was er uns sagen will.

Der Schmerz der Ablehnung brach meine Seelenflügel.
Der Schmerz des Missbrauchs brach meinen Willen
und erschwerte die Entwicklung zur eigenen Identität.

Es war vom ersten Jahr an schwer, mit gebrochenen
Flügeln zu fliegen,
bis ich sechzig war
und mit selbst geflickten Schwingen über die ganze
Welt zu mir heimflog.

Es ist nie zu spät.
Mit siebzig war ich geheilter …

Inhalt

Vorwort

Es gibt im Leben unglaubliche Zufälle oder besser gesagt, ich glaube nicht an »Zufälle« …

Seit zwanzig Jahren stand das Buch *Ich weinte nicht als Vater starb* in meinem Bücherregal. Auch mich hatte dieses Buch damals sehr bewegt. Als jahrelanges Mitglied der Kinderschutzkommission wurde ich immer wieder mit diesem Thema konfrontiert. Die Tatsache, dass es ca. 40 000 Inzestfälle im Jahr in der Schweiz gibt, erschüttert auch mich immer wieder.

Einer, der sich in Österreich sehr viel mit der Opfer-/Täterrolle auseinandersetzt, ist der Fernsehmoderator und Autor Christoph Feurstein. Er war der erste Journalist, der ein Interview mit dem Entführungsopfer Natascha Kampusch führen durfte. Auch mit dem Fall »Fritzl«, hat er sich eingehend beschäftigt.

Ich lud ihn im März diesen Jahres zu einem Vortrag in die Schweiz ein, auch um ihm eine Plattform zu geben, dieses immer wieder aktuelle Thema öffentlich zu präsentieren. Während eines Gespräches danach erwähnte ich die Autorin Iris Galey, die bereits vor zwanzig Jahren mit ihrem Buch einen mutigen Schritt an die Öffentlichkeit wagte. Am Abend nahm ich das Buch aus meinem Regal in die Hand und fragte mich, was wohl aus der Autorin geworden ist …

Einen Monat später klingelte das Telefon. Eine Dame meldete sich mit den Worten: »Mein Name ist Iris Galey.

Kennen Sie mein Buch *Ich weinte nicht als Vater starb?*« Sie können sich vielleicht vorstellen, dass mir fast der Hörer aus der Hand fiel, weil ich es nicht glauben konnte. Sie bot mir ihr viertes Buch an, mit der Bitte, nicht länger mit der Veröffentlichung zu warten, da es einfach immer noch so viele Opfer gäbe, denen geholfen werden müsse. Bevor sie mir das Manuskript zuschickte, sagte ich ihr bereits zu.

Als Verlegerin ist es mir ein großes Bedürfnis, zusammen mit der Autorin Iris Galey, die ich bereits vor zwanzig Jahren für ihre Offenheit bewunderte, die Gesellschaft wachzurütteln und nicht wegzuschauen, wenn Kinder missbraucht oder Opfer von Gewalt werden.

Dieses Buch liegt mir sehr am Herzen, und ich hoffe, dass dadurch Menschen sensibilisiert und Opfer geheilt werden. Mit Vorträgen und Seminaren macht die Autorin zusätzlich darauf aufmerksam, dass kein Mensch das Recht hat, wehrlose Kinder zu misshandeln, vor allem nicht, wenn es die eigenen sind.

Wir bedanken uns jetzt schon herzlich für Ihre Unterstützung und Ihr Interesse.

Sabine Giger, Verlegerin
August 2009

Zum Einstieg

Mein Name ist Iris Galey. Wenn ich schreibe, nenne ich mich Olivia, um Distanz zum Geschehen zu gewinnen.

Kürzlich, gerade als ich mein Manuskript für dieses, mein viertes Buch beendet hatte, wurde ich ins Hotel Basel zu einem Podiumsgespräch der »Anti-Gewalt-Tage« eingeladen, um aus meinem ersten Buch *Ich weinte nicht als Vater starb** zu lesen.

Ein junger Polizist hatte diese »Anti-Gewalt-Tage« und ein »Open Air« dazu organisiert und mich gebeten, in Basel zusammen mit einem Regierungsrat, einer Psychologin, einer Gefängnisseelsorgerin und einem Pfarrer über Gewalt (in meinem Fall Inzest) zu sprechen.

Da mich nach diesem Anlass nicht nur Opfer von sexueller Gewalt ansprachen, sondern manche mir mitteilten, wie sehr ihnen mein zweites Buch *Die Seelen-Vergewaltiger*** geholfen hatte, um sich von sektenartigen religiösen Zwängen zu befreien, nahm ich mir dieses Buch, nach zwanzig Jahren, wieder einmal vor. Darin berührte mich ein Brief an meine verstorbene Mutter besonders.

Sie hatte mir, trotz des Selbstmords meines Vaters, nie geglaubt. Nachdem mein erstes Buch auf Englisch auf dem Markt war, schrieb sie mir unter anderem:

* Iris Galey: *Ich weinte nicht als Vater starb.* Zytglogge, 15. Aufl. 2009.
** Iris Galey: *Die Seelen-Vergewaltiger.* Zytglogge, 1990. S. 177.

»… Olivia, ich wäre dir so dankbar, wenn du für dein Buch in der Schweiz ein Pseudonym benutzen würdest. Würdest du das für mich tun? Ich wäre dir so dankbar. Ich muss hier leben und glücklich sein. Bitte schütze mich.

Pass gut auf dich auf und arbeite nicht zu viel …«

Am liebsten hätte ich ihr damals gesagt: »Du hast schon in England auf meine Kosten ›glücklich gelebt‹, und nun willst du weiterhin in Basel ›glücklich leben‹. Es ist deine Wahl, ›wie glücklich *wir beide leben*‹, je nachdem, ob und wie du endlich zu mir stehen kannst! Ob ich auf diesem Planeten mein Leben je ›glücklich lebe‹ hast du dich wohl noch nie gefragt!«

Ich schrieb ihr damals aus Neuseeland Folgendes:

»Liebe Mutter,
da du, wie viele Mütter, dieses Trauma durchleben musstest und die Literatur, die ich dir über Inzest gegeben habe, nicht lesen wolltest und wir auch nicht über das Thema reden können, muss ich dir nun einige Dinge erklären, weil du mich gebeten hast, meinen Namen zu ändern.

Ich muss dich einfach mit allem konfrontieren, was ich gelernt und erlebt habe, wie Tausende andere Inzestopfer und deren Mütter in Neuseeland, den USA, Großbritannien, der Schweiz, Deutschland und auf der ganzen Welt.

Du hättest Therapie gebraucht. Sie behandeln dort Mütter, Aggressoren und Kinder 3 bis 7 Jahre lang. Es ist schwer für alle! Nicht nur für uns! *Nicht nur für dich!*

Die aufgezwungenen Jahre des Schweigens während des Missbrauchs waren schwer genug, wie eine Wunde voller Eiter, die sich nie öffnen durfte. Aber diese Jahre des Missbrauchs un-

tergraben die ganze Entwicklung eines Opfers. Das Selbstbewusstsein, Selbstwertgefühl, Wertvorstellungen und die Identität. Wenn ich nun wegen meinem Namen lügen müsste, wäre das so, als ob meine Identität wieder ermordet würde, nachdem ich fünfzig Jahre gebraucht habe, um überhaupt etwas Identität zu finden.

Viele haben es nicht überlebt! Für diese Toten, die es nicht geschafft haben, sind wir bei dem Kongress aufgestanden und haben eine Schweigeminute eingelegt! Durch Apathie, Depression, Minderwertigkeitsgefühle und eine sinnlose Lebensweise mit Drogen, Alkohol, Prostitution und so viele andere Arten der Selbstbestrafung und Selbstzerstörung verletzen sich viele und zerstören am Ende sich selbst. Deshalb darf nicht noch mehr Schweigen auferlegt werden! Und Schreiben ist meine kreative Art des Überlebens, so wie Malen und Kunst die deine war. Was hätten du und deine Künstlerfreunde davon gehalten, ein Pseudonym unter eure Bilder zu setzen? Kannst du nicht ein einziges Mal zu mir stehen und stolz auf mich sein, anstatt mir deine Wünsche aufzuzwingen, wie einem Zirkusaffen, zu dem du mich dressiert hast? Mein Schreiben könnte später auch Kunst werden, wenn du mich nur ließest!

Du hast immer bestimmt, was sein durfte und was nicht. Und du hast immer das ignoriert, was du nicht wolltest, und auch andere dazu gezwungen. Und alles auf meine Kosten, auf meinem Rücken. Aber ich weiß, dass dir das nicht bewusst war, denn es war das ›bestgehütete Geheimnis‹. Wie konntest also du oder sonst jemand wissen, wie das war? Ich schiebe dir nicht die Schuld dafür zu. Es war sein Verbrechen und nicht unseres.

Aber du hast immer gesagt, dass ich beeinflussbar und labil sei. Was meinst du wohl, warum ich das war?

Zum ersten Mal bin ich an einen Punkt angekommen, wo es mir egal ist, ob du mich magst oder nicht. Und ich muss niemandem mehr gehorchen.

Es ist schwierig für mich, in meinem Verhältnis zu meinen Töchtern nicht meinem Kindheitsmuster zu folgen, und oft ertappe ich mich dabei, dass ich es tue, auf verschiedene Arten, besonders in Briefen, ohne dass ich es will.

Du hast sicher auch gelernt, dass du in deinen eigenen Verhaltensstrukturen gefangen bist. Noch schwieriger ist es, die junge Generation rebellieren und widersprechen zu lassen. Sie sollen sich ›selbst finden‹, was ich nie durfte, und das tut weh. Aber ich will, dass sie so unmanipuliert und unkonditioniert wie möglich sein können.

Ich respektiere dein Glück und dein Leben, aber es wird endlich Zeit, dass auch du mein Glück und mein Leben, meine Entwicklung und meine Heilung respektierst. Und es wird höchste Zeit, dass du auch deine Verantwortung erkennst, obwohl es nun schwer für dich sein muss. Aber ich habe lange genug geschluckt und mich angepasst und bin rücksichtsvoll gewesen. Du kannst dieses Versteckspiel nicht weitermachen bis zu deinem Tod. Auf jeden Fall nicht auf meine Kosten. Das Leben spielt nicht ›blinde Kuh‹. Ich war dein Kind, genau wie Arlette und Belinda meine Kinder sind. Wenn ihnen so etwas passierte, würdest du dich furchtbar aufregen. Warum nicht bei mir? Habe ich wirklich einen so geringen Wert für dich? Bei einem traurigen Film hast du immer geweint.

Ich habe auf keinen Fall die Absicht, ein Pseudonym für mein Buch zu benutzen. Es hat viel Mut gekostet, es zu schreiben und nochmals in Gedanken zu erleben, das kann ich dir versichern. Und ich schütze dich sowieso schon so gut es geht, denn ich habe dich sehr lieb. Aber ich fange auch endlich an, ich selbst zu sein. Lies den Brief, den ich dir am Anfang meines ersten Buches schrieb.

Ich könnte nicht noch mehr für dich tun nach allem, selbst wenn ich es versuchte. Und ich will es auch nicht. Lieber würde ich deine ›Liebe‹ und jeden Kontakt verlieren, als mein ganzes Leben lang ein Anpasser und eine ›Un-Person‹ zu sein.

In Liebe, Olivia

PS: Bitte sage deinen Freunden, du würdest nun zu mir stehen wie ich zu dir! Besser spät als nie! Ich hoffe, du kannst das.«

Inzwischen ist meine Mutter schon lange verstorben. Leider war ihr Tod, wie der Tod meines Vaters, für mich eine Erleichterung.

Aber warum schreibe ich alles auf? Erstens, weil ich erst mit sechzig Jahren die Verantwortung für mein eigenes Leben übernehmen lernte; zweitens, um nicht an allem zu zerbrechen; drittens, da ich nur ganz allmählich hinter meinem schützenden Eisvorhang hervorsehen und langsam die Realität wahr-nehmen konnte; und viertens, um anderen traumatisierten Menschen Mut zu machen.

Aber *vor allem* schreibe ich meine Bücher, um mehr Verständnis für das Benehmen von Kindern (auch von erwachsenen Kindern) zu verbreiten, *die durch die »Wunden ihrer gestörten Eltern« weiterhin verwundet und gestört wurden.* Sie sollten nicht wegen der Tat von Tätern ihr ganzes Leben Ablehnung und Verurteilung erhalten.

Sicher ist es keine Ausrede, sich als Opfer schlecht zu benehmen, aber durch die »gelernte Hilflosigkeit« und durch die übernommenen Muster geschieht das meistens unbewusst. Hilfreicher für alle wäre es, für »Gestörte« mehr Annahme, Verständnis und *Liebe* zu erhalten, denn an *Lieblosigkeit* geht allzu vieles auf dieser Welt kaputt. Ich glaube, alles »Böse« ist nur »Abwesenheit von Liebe«.

Gehver»suche« auf dem eigenen Weg

Im Leben hatte ich oft Glück mitten im Unglück, weil mir vieles in den Schoß gefallen ist, aber leider auch der Penis meines Vaters. Der verstrahlte seuchenartig mein Ich, meinen Körper, meine Seele, meinen Geist, die ganze Familie, alle meine Beziehungen und mein Leben – aber »nur«, bis ich siebzig wurde! Mit siebzig fand ich dann »das Glück«, das mich anfing zu beruhigen.

Um Vater und sein Ding auszuhalten, war ich als Kind die Fliege an der Decke oder die junge Elisabeth Taylor in den Lassie-Filmen gewesen, und so träumte ich, um alles gut zu machen, einmal Schriftstellerin und Filmstar zu werden. Meine Tagträumerei (in der Psychologie »Dissoziation« genannt) half mir, in der Kindheit zu überleben, als Erwachsene aber verschüttete sie mir den Weg zur Realität. Die echte Arbeit meines Lebens bestand darin, mich und die Realität auszugraben, um mehr aufzuwachen, was das Wort Er»wach«sen ja auch beinhaltet.

Im Flur meiner Wohnung hängen meine drei wichtigsten Leitsätze:

»Kindheits-Trauma ver-rückt die Seele.«

»Gut zu sich schauen, ist kein Egoismus.«

»Was ist, ist!«

Ich habe immer nur die Wahl, mir eine Einstellung zu basteln, um das Beste aus allem zu machen. Das muss jeder, ob sichtbar oder unsichtbar Behinderte, versuchen zu tun. Bis jetzt fand ich noch keinen hilfreicheren Satz dafür, als meinen Schlusssatz im ersten Buch *(Ich weinte nicht als Vater starb):* »Furcht ist nicht in der Liebe. Sondern die völlige Liebe treibt die Furcht aus. Denn Furcht schafft Pein; wer sich aber fürchtet, ist nicht vollkommen in der Liebe.«

Es macht mich unendlich traurig, dass mein Weg so lang war, aber trotz allem kann ich heute sagen: »Besser spät als nie.« Über meinem Himmelbett hängt ein Spruch des Dalai Lama: »Never give up!« (Gib nie auf!)

... aber ich bin doch »viertel vor sechzig«

Es war der Schmerz, der mir die Augen öffnete, aber damals wusste ich das nicht.

Wie versteinert saß ich in Neuseeland beim Eheberater Tim und versuchte nicht zu stottern, was mir nicht immer gelang, da mir schwindlig wird, wenn ich jemandem beim Sprechen lange in die Augen schaue. Ich sagte: »Ich habe gerade meine letzte Hoffnung verlo-o-ren!«

»Was ist denn passiert?«

»Unsere besten Freunde, Ruth und Peter, haben ihre Farm verkauft. Ich hatte sie gebeten, uns zu benachrichtigen, falls sie ihre kleine Farm ›Briardale‹ jemals verkau-verkaufen würden. Seit wir 1980 von der Schweiz nach Neuseeland ausgewandert waren, sehnte ich mich danach, auf einer Lifestylefarm* zu wohnen. Uns wurden gl-gleich zwei Häuser

* So nennen die Neuseeländer ihre kleinen Farmen mit 1–20 Aren, also 100 bis 2000 Quadratmeter Land drumherum.

am Meer angeboten. Das Haus im Okuratal war umgeben von zehn grünen Morgen Land und hatte auch ein wenig Busch. Ich verliebte mich sofort, aber Sam, mein Mann, hatte für uns das zweite Haus, das Haus auf der Klippe am Meer gewählt. Der weite Horizont und das ewige Schaukeln der Wellen machten mir Heimweh. Er wusste, dass ich liebend gern im anderen Haus leben wollte, und er wusste auch, wie sehr ich später die Farm von unseren Freunden li-liebte, und ganz plötzlich war diese *Briardale-Farm zu kaufen!*«

»Ja?«

»Die Farm war nur halb so teuer wie unser Haus! Wir hatten nie flüssiges Geld! Da ist sogar noch ein Co-o-ttage drauf, welches vermietet ist! Wir hätten endlich ein Einkommen und Geld auf der Bank gehabt.«

»Und?«

»Am Gatter war ein ovales Schild, so schön mit Kornblumen, Ähren und Ro-o-sen, alles aus Emaille und gar nicht kitschig. ...«

»Kommen Sie bitte zum Punkt.«

»Es hatte einen Kamin. Von der Küche aus sah man die weißen Tauben auf der uralten Si-silberholzscheune, die war mit weißem Jasmin bewachsen, das roch so wunderbar. Die gesunden Macro, Ma-Macrocarpas, diese herrlichen, alten Bäume, die Blumen und Blumenrabatten ...«

»Halten Sie bitte mal an. Das klingt ja wie ein Traum. Wo liegt denn das Problem?«

Ich hielt inne, und mir wurde bewusst, wie ich wirken musste mit meiner fixen Idee, die mich seit Jahren verfolgte. Ich machte den Mund auf, brachte aber keinen Ton mehr heraus. Endlich krächzte ich: »Vorgestern Morgen rief Ruth wegen des Hausverkaufs an, und Sam sagte wieder ›*nein*‹ und gestern Nachmittag wurde Briardale zum halben Preis von unserem Haus v-verkauft!«

»Ach.«

All der seit Jahren aufgestaute Schmerz stürzte wie ein Wasserfall aus mir heraus: »Die, meine letzte Hoffnung, aus! Ich bin in ein solch schwa-schwarzes Loch gefallen. Es hat jetzt alles keinen Sinn mehr. Ich habe lange gehofft! Es geht nicht nur um die Farm. Es geht doch auch um ein Aufeinander-Eingehen. Um Liebe? Freudemachen? Oder sehe ich das fa-falsch? Ich bin doch auch mit ihm nach Neuseeland ausgewandert und habe mit ihm siebzehn Jahre seinen Haus-auf-der-Klippe-am-Meer-Wunschtraum gelebt, aber ich bin ein Landmensch, und bei meinem Farmwunschtraum macht er nicht mit! Er hatte es versprochen. Ich habe ihm schon vor der Auswanderung gesagt, dass ich mitkäme, wenn wir hier so wohnen würden, auf einer kleinen Farm, und das nur fünf Minuten zu Fuß vom Meer entfernt, so dass wir *beide* zufrieden sein könnten! Er mit Meer und Fischen, ich mit Land und Tieren. Nun habe ich meinen Neuseelandtraum verloren. *Ich werde nur noch alt, ungeliebt und a-allein sein!* Sam ist langweilig! Er kommt mir vor, als sei er schon längst gestorben! Dafür musste ich doch nicht auswandern!«

Tim schaute mich mit seinen auffallend tiefblauen Augen schweigend an. Dann sagte er: »Ich kann Ihnen gerade hier und jetzt vom Bauch her sagen, mit Ihrer jugendlichen Energie und Art werden Sie nie alt. Sie werden *älter* werden! Sie werden nie ungeliebt, und Sie werden nie allein sein. Nach Ihrem tabubrechenden Bestseller, der in diesem Land schon so vielen geholfen hat, werden sie auf dieser Erde noch gebraucht, Olivia!«

»Aber ich bin doch ›viertel vor 60‹!«

Lachend sagte er: »Na und? Ich kenne Achtzigjährige, die an der Uni noch ein Studium aufnehmen und Vorträge halten! Das werden Sie bestimmt auch tun. Übrigens habe ich bemerkt, dass Sie bei Vorträgen und Lesungen keinerlei Sprachschwierigkeiten haben, und zu Ihrer Frage von vorhin – *Sie* haben gewählt, und *Sie* haben sich entschieden, mit Ihrem Mann nach Neuseeland auszuwandern. Sie haben auch zugestimmt, im Haus auf der Klippe zu wohnen! Und falls das Anpassung war, so ist *keine Entscheidung* auch *eine* Entscheidung! Sie wurden weder gefesselt noch geknebelt!«

Wie ein Pfeil trafen mich seine Worte! War ich mir nicht immer ein wenig als Auswanderungsopfer vorgekommen?

»Aber ich habe mir doch immer solche Mühe gegeben. Müssen sich denn nicht alle in einer Familie g-gleich viel Mühe geben?«

»Sie kennen gar nichts anderes, als ›sich Mühe zu geben‹, indem Sie sich anpassen und sich selbst dabei total aufgeben. Das ist Selbstverrat und unecht! Sie glaubten, weder Rechte noch Werte zu haben, denn so wurden Sie, als Kind, mit Schlägen dressiert! *Niemand muss sich für immer aufgeben!* Sam tut das nicht. Er bleibt ›bei sich‹.«

Ich war sprachlos, wollte protestieren, begriff aber plötzlich die tiefe Bedeutung dieser Worte. Darum hatte unsere Tochter gesagt: »Hör doch endlich auf, dir andauernd so intensiv Mühe zu geben! Dein Verständnis für alle geht mir auf die Nerven!« Endlich verstand ich, was sie damit gemeint hatte. Ich war süchtig nach Akzeptanz um jeden Preis, und ich war abhängig. Es gab also auch die andere Seite der Münze »Anpassung«.

Tim vermittelte uns weiter zu einer Eheberaterin namens Margret. Wir gingen jede zweite Woche abwechselnd zu ihr, und jede dritte Woche zusammen. Nach mehreren Wochen sahen wir, dank ihrer Hilfe, wie co-abhängig* wir voneinander waren. Wir unterstützten uns gegenseitig in unserer Sucht nach hilflosem Benehmen und Schuldzuweisung! Den jeweiligen Ärger unterdrückten wir. Bei Sam entwickelte sich aus dem Unterdrücken, wie das Wort schon sagt, eine Depression. Bei mir entwickelte sich ein konstanter Fluchtzwang, der sich in jahrelangen Frust und Hyperaktivität umwandelte!

Margret, die Therapeutin, riet uns, nach dem wir zweimal gemeinsam bei ihr waren, zu zwei Jahren Trennung. »Falls Sie wollen, können Sie ihre Beziehung in zwei Jahren ja noch mal neu anschauen.« Zu mir sagte sie später: »Man darf nur sich selbst, nie einen anderen, verändern wollen. Es gibt nur die Wahl zu bleiben oder zu gehen. Es half Ihnen Ihre ganze Kindheit und auch später nicht, erstarrt auf eine Veränderung Ihrer Eltern zu hoffen. Und genauso wenig hilft es Ihnen jetzt, ebenso erstarrt den Rest Ihres Lebens auf eine Veränderung Ihres Mannes zu hoffen. Als

* Das Wort »über-engagiert« ist einfacher zu verstehen als »co-abhängig«. Co-abhängig ist, wenn sich jemand so sehr um eine Lösung in einer Beziehung bemüht, dass er sich, seine eigenen Gefühle und Bedürfnisse nicht mehr spürt, als ob er sich und sein eigenes Leben aufgibt. Statt »Liebe und Gut-Meinen« kann das auch als Einmischung, Kontrolle, Besserwissen und Märtyrertum herüberkommen und die Umgebung nerven. Menschen, die sich und ihr Leben wertlos und sinnlos finden, laufen Gefahr »durch andere leben zu wollen«.

Kind waren sie auf Ihre Eltern angewiesen. Jetzt sind Sie erwachsen. Helfen Sie sich selbst, ›aus dem Viereck‹ zu springen. Haben Sie den Mut zu Ihrem eigenen Leben!«

Ich hatte nicht gewusst, dass ich so denken oder handeln durfte! Ich war beeindruckt und schwieg. Dann fragte ich: »Meine Töchter sind mir gegenüber eher ablehnend. Das hat doch sicher auch seinen Grund?«

»Für ihre Reaktionen und Einstellungen sind Ihre Kinder, nun als Erwachsene, selber verantwortlich, aber Lieblosigkeit müssen Sie von Ihren Kindern nicht annehmen! Aber Kinder von traumatisierten Eltern meinen, sich manchmal schützen zu müssen.«

Eine Wespe summte und setzte sich auf die Sonnenblume im Raum. Margret fuhr fort: »Mir half einmal ein Spruch des Mythologen Joseph Campbell. Er sagte: ›Follow your bliss!‹« (Folge dem, was dich glücklich macht!)

Das war ihr letzter Rat, bevor sie mir ein Blatt Papier in die Hand drückte, ich kopierte das, was da stand, in eines meiner Hefte:

Der kleine Kuschelhase oder wie die Dinge wirklich werden (»The Velveteen Rabbit«) von Margery Williams*
»Was ist das: *wirklich?*«, fragte der kleine Hase eines Tages das Pferd … .

»Wirklich – das hat nichts damit zu tun, was man in sich oder an sich hat«, antwortete das Spielzeugpferd, »wirklich – das ist etwas, das dir passiert! …«

* Margery Williams: *The Velveteen Rabbit.* Henry Holt & Company, 1999; dt. Übersetzung *Der kleine Kuschelhase oder wie die Dinge wirklich werden.* Herder, 1992, S. 11 f.

»Tut das weh?«, wollte der kleine Hase wissen.

»Manchmal schon«, sagte das Pferd, ... »Wenn du *wirklich* bist, macht es dir nichts aus, wenn es weh tut.«

»Geschieht das auf einmal, wie beim Aufziehen, oder nach und nach?«, fragte der Hase.

Und das Pferd antwortete: »Nein, nicht auf einmal. Es dauert lange bis du *wirklich* wirst. ... Man kann sagen, daß dann, wenn du *wirklich* geworden bist, fast alle deine Haare verschwunden sind – vor lauter Liebe, weißt du! Und daß deine Augen herausgefallen sind und du ganz ausgeleiert und ziemlich schäbig bist. Aber das macht dir dann überhaupt nichts aus. Denn wenn du erst *wirklich* bist, kannst du nie mehr häßlich sein, außer für Leute, die gar keine Ahnung haben.«

Während der Gespräche fragte Margret mich eines Tages: »Was wäre für Sie Glückseligkeit?«

»Auf einer kleinen Lifestylefarm zu leben.«

Siebzehn Jahre hatte ich Sam darum gebeten. Wie lange sollte ich noch darauf verzichten? Sam sagte oft: »Der Film unseres Lebens läuft jetzt!« Ich sann dem nach und dachte plötzlich: »Aber uns beiden geht es im selben Film nicht gut! Ich lebe sein Leben oder ein von ihm vorgeschriebenes Leben, und das stimmt für mich nach dreißig Ehejahren nicht mehr.«

Margret schlug mir vor, zu Hause Notizen darüber zu machen, wie mein neues Leben, auf das ich mich in Neuseeland gefreut hatte, bis jetzt für mich und meine Bedürfnisse gelaufen war.

Ruth und Peter

Zu Hause setzte ich mich an den Computer und schrieb: Die vielen Fotoangebote der kleinen Lifestylefarmen in den Schaufenstern zogen mich magisch an, und ich bat Sam, viele davon mit mir anzusehen. Ruth und Peter kamen meistens mit uns, da sie in den fünfzig Jahren ihrer Ehe fünfundzwanzig Mal umgezogen waren, was in Neuseeland nichts Ungewöhnliches ist.

Kennengelernt hatten wir diese zwei naturliebenden Menschen ganz am Anfang unserer Zeit in Neuseeland. Sie waren die Eltern des ersten Klassenlehrers unserer Tochter, und wir wurden nach drei Monaten im neuen Land auf ihre Farm eingeladen.

»Hoffentlich ist das so, wie ich mir das Neuseeland-Landleben nach den Büchern von Mary Scott vorgestellt habe«, sagte ich vor dem Besuch. Es war noch besser und leider fing ich dort den Lifestylefarmvirus der Kiwis ein!

Die zwei umarmten uns schon beim ersten Besuch und sagten, unsere Belinda sähe mit ihrem hellen europäischen Teint wie eine Meißner Porzellanfigur aus. Die Neuseeländer (Kiwis) interessieren sich im Allgemeinen für Menschen aus anderen Ländern, da sie sich von allem so weit weg befinden.

Wie Großeltern, wie eine Ersatzfamilie, waren Ruth und Peter vom ersten Moment an für uns. Am Spinnrad vor dem Kaminfeuer saß Peters alte Mutter, und aus der Wolle der eigenen Schafe, die sie zusammen spannen und einfärbten, entstand auch die gehäkelte Decke, die sie mir später schenkten.

Später hatte ich das Glück, auf viele Farmen eingeladen zu werden, da Ruth und Peter von Clevden aus auf immer kleinere Farmen umzogen. Umziehen ist in Neuseeland wie Spielen und darum wie eine befreiende Therapie.

Mut zu meiner eigenen Farm

In der Nacht nach meinem sechsten Gespräch mit Margret sah ich im Traum »meine Farm«. Sie stand in Silverdale, neben der Okura-Farm, auf der ich mein Pferd Wahine ersteigert hatte! Auf der Okura-Farm hatte mein Pferd bis jetzt gegrast. Auf der Okura-Farm war ich stundenlang durch den Regenwald und an den weißen Meeresstränden geritten – und auf der Okura-Farm hatte ich unseren Hund, Mr. Sky, vor dem Tod durch Erschießen gerettet.

Als ich kurz nach dem Frühstück im Auto in Richtung Silverdale fuhr, wusste ich nicht, dass ich »meine Ehe auf der Klippe« verließ. Das Herz klopfte mir bis zum Hals. Würde ich es wagen, mir endlich *mein eigenes Leben zu nehmen?*

Das Haus stand auf einem Stück Land, das während meiner Lesereise in Europa neu erschlossen worden war. Als ich den Motorway verließ und auf die Schotterstraße einbog, wurde es mir sofort warm ums Herz. Auf der Block-Parzelle von hundert Aren stand etwa fünfhundert Meter vom Haupthaus entfernt ein kleineres Häuschen inmitten grüner Felder! »Verlassen ist einfacher als verlassen zu werden«, versuchte ich mich zu beschwichtigen. »Aber was ist mit dem Versprechen: bis dass der Tod euch scheidet?«

»Wo keine lebendige Beziehung mehr vorhanden ist, kann keiner den anderen verlassen«, versuchte ich mich zu überzeugen. Ich schwitzte. Ähnliche Gedanken plagten mich weiter: »Hat ein Mann, der sich seit Jahren in Schweigen hüllt, seine Partnerin nicht schon längst verlassen?«

Ich hielt das Auto an und betrachtete das Haus von weitem: »So ein Schweigen ist eigentlich eine Art von Gewalttätigkeit! Niemand sollte sich so etwas gefallen lassen!« Meine Schuldgefühle gewannen trotzdem kurz die Oberhand: »Ja, aber mit deinen Versuchen, ihn zu erreichen und umzumodeln, hast du ihn zu Tode gequasselt, und genug Sex konntest du ihm auch nicht geben! Inwiefern bist du an dieser ›schweigenden Gewalt‹ mitschuldig?«

Sollte ich nun zu dem Haus gehen, um zu fragen, ob es zu vermieten war, oder sollte ich wieder heimfahren? »Sam hätte mich schon lange verlassen können! Jeder ist für sich selbst verantwortlich!« Das sagte ich laut, fuhr zum Gatter, auf dem »Silverdale Farm« stand, und stieg aus.

Mein Mund war trocken, als ich die Autotür zuwarf. Langsam lief ich zum Bauernhaus und klopfte.

»Ja«, sagte Mr. Smith, der »Gentleman-Farmer«, wie diese Hobbyfarmer hier genannt werden, »ja, das Haus ist für sechs Monate zu mieten, da unsere Großmutter jedes Jahr für sechs Monate nach England geht. Sie hat zwei Enkel dort und unsere zwei hier.«

Wir vereinbarten die Miete für das Haus und für das Weiden meines Pferdes, obwohl mir trotz meines Mutes, so eigenmächtig zu handeln, unbehaglich war.

Auf »Silverdale«

Eine Woche später zog ich nach unseren dreißig Ehejahren vom Haus am Meer auf »meine Farm«. Sam stand im Wohnzimmer herum. Ich betrachtete unsere antiken Schweizermöbel: die alte Uhr, die er mir zur Hochzeit, der geschnitzte Schrank, den ich ihm einst zu Weihnachten geschenkt hatte, und ich versuchte, ihm nicht in die Augen zu schauen. Ausgerechnet jetzt sah er mich so aufmerksam an, wie schon lange nicht mehr. Dass mich seine Kaki-Kappe, die er immer trug, so rührte, machte mich ärgerlich, und auch Mr. Sky, unser Border Collie, fixierte mich, als sei ich ein unfolgsames Schaf der Herde. Als ich das Letzte einpackte, hörte ich aus dem Hintergrund »Take five«. Unseren Jazz würde ich auch vermissen.

Als ich den zweitletzten Koffer zum Auto schleppte, standen Sam und Sky so unbeholfen im Driveway, dass ich beinahe nicht in mein Auto steigen konnte. Ich versuchte, Sams beginnende Parkinson-Anzeichen zu übersehen und dachte verbissen an Briardale und an die anderen unzähligen Farmen, auf die ich ihn mit Ruth und Peter geschleppt hatte. Aber vor allem dachte ich daran, wie fremd mir Sam geworden war, seitdem er in einer fundamentalistischen »Halleluja-Gemeinde« fanatisch religiös geworden war. Ich gab Gas und raste meinem Haus in Silverdale entgegen. Der letzte Koffer blieb verlassen im Wohnzimmer stehen. Es war wie ein Sprung ins kalte Wasser.

Langsam, sehr langsam, stellte ich mich im kleinen Holzhaus auf das Alleinsein um. Als die Farmerfamilie und andere Menschen in der neuen Umgebung mir einen schönen Tag wünschten, wurde mir bewusst, wie sehr mich das erstaunte! Einen schönen Tag zu haben, schien für die meisten Leute eine Selbstverständlichkeit zu sein! Mit meinen Eltern gab es weder schöne Tage noch schöne Feierabende, die waren immer voller Nörgelei, Kritik und schmerzhaften Übergriffen. Erst auf meiner Silverdale-Farm merkte ich, nach siebzehn Jahren in Neuseeland, wie schwer es war, mit einem deprimierten Menschen zu leben. Lange hatte ich mich für Sams Depression schuldig gefühlt und fand es in Silverdale zuerst sündhaft, eine Ehe und so eine Situation zu verlassen. Erst mit der Zeit entdeckte ich die Nutzlosigkeit meiner alten Bleigefühle durch die ewigliche Schuldbeladenheit.

Dieses Bleigewicht auf der Brust kannte ich seit meiner Kinderangst, »nicht brav genug zu sein«. Um nicht weggeschickt zu werden, musste ich so werden, wie meine Mutter mich haben wollte, denn jedes Mal, wenn ich Ich sein wollte, wurde ich von Mutter weggeschickt und verlor jedes gute Lebensgefühl. Die Sehnsucht nach ihr hatte sich über die Jahre in ein nie aufhörendes, nagendes Hungergefühl verwandelt. Davon war ich, bis sie endlich tot war, nie frei.

Im neuen Haus stellte sich mein Humor nach und nach wieder ein, und mit ihm konnte ich allmählich anfangen, über mich zu lachen. Ich versuchte, meine Schuldgefühle in einen imaginären Abfalleimer fallen zu lassen: »Plonk!«

Allerdings musste ich das täglich, manchmal stündlich, üben, denn mir Sorgen zu machen war eine schlechte Angewohnheit, die ich nur schwer los wurde! Warum fühlte ich mich besser, »seitdem ich nicht mehr folgte« wie früher, als ich immer brav war?

Auf der grünen Weide vor meinem Wohnzimmer sagte ich zu meinem Pferd Wahine: »Der Herr gibt's den Seinen im Schlafe! Im Traum habe ich diese Farm gesehen! Halleluja! Die Farm *muss* ein Geschenk von oben sein!«

Beobachtete ich Wahine vom Haus aus beim friedlichen Grasen, freute ich mich besonders, wenn sie sich mit Behagen auf dem Rücken wälzte und mit allen vieren Löcher in die Luft schlug! Sam hatte auf meiner Farmsuche irgendwann einmal lachend gesagt: »Ein Pferd im Schlafzimmerfenster will ich nicht! Da wäre ich eifersüchtig!« Ich weinte beinahe bei dieser Erinnerung, aber der alte Frust schnürte mir die Kehle zu.

Ich dachte oft an unsere Tochter. Frisch verheiratet war sie ohne Geld und Arbeit, drei Tage nach der Hochzeit, mit ihrem Mann Tom nach Melbourne ausgewandert. Warum schien ich für sie so etwas wie ein »Feind« zu sein? War meine Art von Liebe für sie auch eine Art von Gewalt? Was war denn alles so schief ge... Nein! Grübeln half mir genauso wenig, wie mich in Schuldgefühlen zu wälzen! Ab in den Eimer damit! »Plonk!« Es galt jetzt, in der Gegenwart leben zu lernen!

Wie fröhlich kamen meine Freunde zu mir auf die Silverdale-Farm, nachdem sie jahrelang mein Gejammer wegen des unerfüllten Farmtraums anhören mussten. Auf dem alten Kauri Holztisch warteten selbstgebackene Schweizer Früchtekuchen und Neuseeländisches Mürbeteiggebäck, und bevor sie eintrafen, galoppierte ich ihnen ausgelassen mit meinem Erdbeer-Pink-Lederhut auf Wahine entgegen.

Wahine bedeutet »Frau« auf Maori. Beim Ersteigern dieses Pferdes auf der Okura-Farm hatte der Auktionator gesagt: »Das von allen begehrte Pferd Wahine geht an die Lady ›with the pink hat‹!« Und für fünfhundert Franken, die ich als Bewegungslehrerin mit Jazztanz und Gymnastik verdient hatte, war sie mein gewesen! Was war das für ein Kinder-Weihnachtwunsch-Erfüllungs-Gefühl! In dem Moment hatte ich es bedauert, dass Belinda und Sam keinen Anteil an meiner Liebe zu Pferden nahmen. Aber um fair zu sein, sagte ich mir, dass ich genauso wenig an ihrer Fischerei interessiert war.

In Silverdale lag auf dem Bett eine bunte Patchworkdecke aus einem Second-Hand-Laden. Die gehäkelte Decke von Ruth und der Grandma aus deren selbst gesponnener Wolle lag auf dem Sessel, von dem aus ich der weiten Sicht über grüne Täler, Bäume, Schafe, Kühe und auf mein Pferd nie überdrüssig wurde.

Manchmal kam Sam mit unserem Hund, Mr. Sky, zu Besuch, und es ging uns besser als vor meinem Auszug, aber sprechen über unsere Beziehung wollte er nie. Wenn die zwei wieder fort waren, musste ich mich allerdings erst wieder davon überzeugen, dass ich ohne sie genauso zufrieden sein konnte. Und wenn ich danach den gelb-goldenen Sonnenuntergang durch die filigranen Pappeln am Ende des Tales beobachtete, dachte ich daran, wie Sam in der Schweiz gesagt hatte: »Auf einem ›Tobacco Road‹-Schaukelstuhl auf meiner Veranda in Neuseeland werde ich den Rest meines Lebens verbringen.« Als ich zum ersten Mal allein in dem Schaukelstuhl schaukelte, brauchte es einige Zeit, bis ich das Alleinsein als friedlich empfinden konnte, hatte ich mir doch unser Zusammenschaukeln auf der Holzveranda unserer Tobacco-Road-Farm zu romantisch wildwestartig und heimelig vorgestellt.

Sam führte mich plötzlich aus! Aber es war zu spät. Hatte ich mir eine gewisse Nähe zwischen uns nur eingebildet, und wo gehörte ich hin? Nach Yorkshires Mooren meiner Kindheit, über die Emily und Charlotte Brontë ihre Klassiker geschrieben hatten, nach dem Basel meines Ursprungs, oder gehörte ich jetzt nach Neu-»Seh«-Land?

Ich fand es nicht leicht, für mich allein zu kochen, und musste mich zwingen, Feuer im Glaskamin zu machen, um mich davor in den Sessel zu kuscheln, fernzusehen, zu lesen, Musik zu hören oder einfach mein Pferd und die friedliche Landschaft in der Abenddämmerung zu betrachten. Lange Zeit drängte es mich, der Einsamkeit zu entrinnen, bis ich lernte, den Drang, in ein Kino oder zu Freunden zu fliehen, auszuhalten. Das musste ich qualvoll überwinden, bevor ich den Anfang des Weges zu mir fand.

Ich kaufte mir ein neues Klavier, meinen Steinway hatte ich für die erste »Traum-Destination Neuseeland«-Besichtigung von uns dreien verkauft. Ich klebte Listen mit Gedanken an den Spiegel und spielte Mozart-Sonaten und Bach-Fugen.

In meinem eigenen Heim spürte ich plötzlich die Freiheit, meine Tochter in der Schweiz anzurufen. Ich schlug ihr vor, sie und die Kinder, Belinda und Tom aus Australien zu Weihnachten nach Neuseeland einzuladen. Natürlich würde ich die Reise für alle bezahlen, nur der Mann meiner Tochter müsste ein Billet bezahlen, da sie drei Kinder hatten.

Im Kopf hörte ich Mutters Befehle: »Du darfst nie geizig sein! Besonders nicht mit uns, mit deiner Familie! Arlette hat unter deiner Scheidung gelitten. Das musst du gut machen! Belinda hat dich und eine Familie!«

Zum ersten Mal seit langer Zeit würde ich meine beiden Töchter an Weihnachten um mich haben.

Die lärmenden Wiedersehen auf den Flugplätzen Neuseelands sind immer aufregende Happenings! Zu den vielen, sich freudig umarmenden Paaren und Familien gehörten an dem Tag ihrer Ankunft auch wir! Mein Schwiegersohn, der mich, seine Schwiegermutter, nie mochte, war nicht mitgeflogen.

Nach drei fröhlichen Tagen bei Sam im Haus am Meer, fuhr ich mit ihnen in einem gemieteten großen Auto quer durch das ganze Land. Sam ließ uns allein ziehen. Ich versuchte, bei diesem Treffen nach dem Tod meiner Mutter ein besseres Fundament für unsere zerrüttete Familie aufzubauen. Ich freute mich, dass Arlette und Belinda sowie Tom und die Kinder, einander besser kennenlernen konnten. Die Kinder fanden Weihnachten im Sommer lustig.

Zurück in Auckland wohnten wir wieder bei Sam. Arlette erzählte mir erst viel später, wie verärgert sie damals war, weil Sam zu ihr gesagt hatte: »Ich hätte dich statt deine Mutter heiraten sollen.«

Mein jüngerer Enkel Smiley saß wie ein erfahrener Reiter auf meiner Wahine. Wir, ich auf einer anderen Stute, ritten durch die unverdorbene Landschaft der grünen Insel. Er trug meinen roten Schlapphut und seine Augen leuchteten.

Mein älterer Enkel übte derweil auf dem Balkon am Meer Trommelwirbel für seine Basler Fastnachtsclique, und die Kleine liebte unseren Hund und spielte mit ihm im Garten und am Strand mit Bällen. Zum Jazz, der auch unsere Weihnachtstage begleitete, sprachen, lachten und feierten wir mit Fondue Chinoise, Spaghetti und Chinese Take Aways Merry Christmas! Wein, Champagner und Apfelsaft trugen zur Stimmung bei.

Mit meinen Farmfreunden fuhren die Kinder Traktor, schwammen im Meer an deren Stränden oder Pools und genossen die frischgebackenen Kuchen. »Fremde Leute sind hier mit uns lieber als die eigenen zu Hause«, fanden die Kinder. Ich wurde von ihnen zur »Königin der Sandwich« gekrönt, und in der Bucht der tausend Inseln mietete ich ein Boot, von dem aus die Kinder unermüdlich ins Wasser sprangen.

»Wenn du wieder einmal nach Basel kommst, wirst du von uns auch verwöhnt«, sagten sie beim Abschied. Die Kleine soll sogar geweint haben, weil sie ihre Großmami vermisste. Aber was mich damals am meisten freute, waren die Worte meiner Tochter, als sie sagte: »Ich habe meine Ausbildung zur Kunsttherapeutin bald beendet. Falls du mal zurückkommst und Lust hättest, diese Ausbildung auch zu machen, könnten wir vielleicht zusammen arbeiten.« Das ließ meine alten Familienträume auferstehen und mein Herz sang das Lied: »We are family!«

Nachdem sie alle davongeflogen waren, ging ich zu Margret und weinte, da ich mich zwischen der Schweiz und Neuseeland hin- und hergerissen fühlte.

Sie fragte: »Was möchten *Sie?* Da Ihnen schreiben so leichtfällt, schreiben Sie einfach über eines der beglückenden Erlebnisse in diesem Land! Also nicht von der Schweiz, sondern von hier! Ich freue mich auf die Geschichte.«

In der Woche darauf las ich ihr vor:

Was ich an Neuseeland besonders liebe (Für Margret)
Als ich zu meinem Pferd Wahine auf die Okura-Farm ging, stachen die Äste in den Abendhimmel, als ob sie sich mit schwarzen Klauenfingern in das orange Abendglühen krallten. Wie ich diese Zeit der untergehenden Down-under-Sonne liebte! Wie ein kleines Kind sprang ich mit meinen Gummistiefeln in die Sonne, die sich in den Pfützen spiegelte.

Als mein neuer Hund, den ich vor dem Erschießen gerettet hatte, zum ersten Mal im Kofferraum, wie im offenen Maul eines Krokodils, gewartet hatte, ritt ich mit meinem Pferd in dieses glühende Abendrot, und mein Herz hüpfte vor Freude bei der Vorstellung, wie mein Hund nun bald neben meinem Pferd und mir her rennen würde!

Mein Heimweh nach Basel und das schlechte Gewissen, weil ich es doch so schön hatte, waren oft auch mit zupfendem Ziehen dabei, aber ich schob beides unter den Sattel.

Entspannt ritt ich durch den Regenwald zum größten Weiher, wo das Herbstgras noch saftig war. Während meine Stute trank, wiegte mich die Bewegung ihres Körpers. Warm spürte ich ihren mächtigen Leib unter mir. Und da die meisten Weiden nach der Trockenzeit abgegrast waren, tat es mir so gut wie ihr, sie hier das saftige Gras fressen zu lassen, wie damals, als ich meine Kinder fütterte und dabei voller Genugtuung ihre Mundbewegungen mitmachte. Meine geheime Hoffnung war, dass meine Mutter, Arlette und ihre Familie zusammen mit Belinda und ihrer Familie alle eines Tages mit uns auf einer Farm leben würden.

»Träum nur, Mum!«, sagte Belinda, wenn ich so was erzählte. Aber andere Familien lebten doch so!

Die Stille und die Spiegelung der Bäume im Wasser nahm ich tief in mir auf. Das sagte mir mehr als die wilden Galopps und lauten »Juhas« der anderen Pferdebesitzer, die von Zeit zu Zeit vorbeidonnerten.

Beim Reiten bewältigte ich viele meiner alten Ängste. Wenn Vaterbilder hochkommen wollten, sagte ich: »Der kräftige Teddybär zwischen meinen Beinen will mich nicht vergewaltigen, wie du das tatest! Ich habe jetzt die Zügel in der Hand und gebe die Richtung und das Tempo an!«

Die Stimme meiner Mutter sagte täglich: »Du hast kein Recht, es in Neuseeland so schön zu haben, während ich alte, kranke, arme, einsame Frau in Basel alleine mit Gürtelrosenschmerzen leben muss.« Jahrelang ließ ich mich von ihr weiter belasten und flog hin und her, bis ich in Gedanken sagen konnte: »Sei still! Sei endlich still! Du hast dein Leben gelebt! Nun will ich auch mein Leben leben!« Und trotzdem zerriss ich mich beinahe in all den Jahren, indem ich den Spagat zwischen Neuseeland und Basel pflichtbewusst weiterhin absolvierte. Musste eine Tochter das nicht tun?

Nachdem alle Reiter verschwunden waren, ritt ich zum Meer hinunter, wo wir Meile um Meile den Strand entlangtrödelten, mal im Wasser, mal im Sand. Die untergehende Sonne, ein flimmerndes Gebilde aus Orange und Rosa im Meer, am Himmel und auf dem Sand, erweckten den Eindruck, mein Pferd Wahine trabe direkt auf der Sonne daher! Ich war vom Abendglanz dermaßen erfüllt, dass ich ganz betrunken vor lauter Glückseligkeit war.

Wahine war ein Farm-und-Maori-Pferd, und sie begeisterte mich jedes Mal, wenn sie genau wusste, was sie bei schwer zu öffnenden Gattern zu tun hatte. Sie manövrierte sich parallel dazu, ging nahe an das Schloss heran, um dann brav so lange, wie ich brauchte, zu warten. Und nachdem ich, weit nach unten hängend, die kniffligen Schlösser geöffnet hatte, stieß sie Stück für Stück das Tor vorsichtig auf, bis wir beide im neuen Feld waren, wo sie es wieder, genauso sorgsam, von der anderen Seite her zustieß.

Beim Zurückreiten hörte ich auf das Schweigen des Busches, das nur vom Laut des »More Pork Vogels« unterbrochen wurde (sein Ruf klingt wie »More Pork«, also nennen die Kiwis ihn »mehr Schweinefleisch!«).

Wegen meiner Liebe zur Natur und den Tieren hatte ich mich täglich stärker nach »dieser blöden, eigenen Lifestylefarm gesehnt« (laut Sam), und es war dieser Wunsch, der Sam und mich zu Streitereien geführt hatte.

Auf meinem eigenen Land Wurzeln schlagen wollte ich in Neuseeland! Ich hatte solche Lust, mich in die eigene Erde zu krallen, die Pferde vom Haus aus zu beobachten und aus ihrem Mist eine Rosenpracht entstehen zu lassen!

»Rosen auf dem Mist der Vergangenheit möchte ich mit dir wachsen lassen! Sammy.«

»Du spinnst«, hatte er halb amüsiert, halb verärgert geantwortet.

Auf seiner ersehnten Klippe setzte er sich mit neunundvierzig Jahren zur Ruhe, ging zuerst fischen, hörte seine religiösen Kassetten, sagte »Halleluja, preise den Herrn«, und fiel in eine Depression, trank, weinte, nahm Valium und Prozac und wollte immer weniger unternehmen, bis er krank wurde. Und mich machten die schaukelnden Wellen, der ferne Horizont, Sams Weigerung zur Kommunikation und die steil abfallenden Felsen vor dem Fenster heimwehkrank.

Wenn ich abends durch das Glühen der untergehenden Sonne zurück zu den Ställen ritt und das Füttern, das Waschen, das Striegeln und Putzen des Pferdekörpers und Hufe dran kam, wurde es mir vor dem Nachhausefahren schwer ums Herz. Der Geruch eines Pferdes vermittelt mir ein Gefühl von Glück. Könnte man es zu Parfum verarbeiten, würde ich das tun!

Ich schalt mich undankbar, wenn ich die Melasse goldglänzend über das Körnerfutter goss und mich mit dem schwarzen Futterkübel auf einen Baumstamm vor Wahine setzte. Sie genoss ihr Futter mit bedächtigem Kauen, und wenn ich dabei mein Gesicht an ihre Stirne legte, stach mir der würzige Duft in die Nase. Mich um dieses Riesenbaby zu kümmern, erleichterte ein wenig den Schmerz des leeren Nests. Aber wenn ich, umgeben vom Geruch von Gras, Heu und Leder, immer wieder »Good girl, good girl! – Du bist ein gutes Mädchen« – zu meinem Pferd sagte, merkte ich, wie es mir fehlte, dass niemand auch zu mir solche Worte sagte. »Meine Farm« wurde zu einer Obsession, die mich unsere wirklichen Probleme nicht mehr sehen ließ.

Margret saß lange schweigend da. Dann lächelte sie mich an und sagte: »Fabelhaft! Wunder-wunderschön. Sie haben Talent, das aus dem Herzen kommt, also lesen Sie sich das noch einige Male laut vor. Meditieren Sie über die Empfindungen in dieser herrlichen Geschichte und lassen Sie das einfach auf sich wirken.«

Ich dankte ihr, und bevor ich ging, bestätigte ich noch einmal die eindrücklichsten Einsichten, die ich bei ihr gelernt hatte, diese aber immer wieder anzuwenden vergaß.

»Machen Sie Listen und kleben Sie die überall hin!« Lachend gingen wir auseinander.

Meine Spiegellisten

Überall an den Spiegeln, am Eisschrank, am Kleiderschrank etc. hingen in Silverdale meine Listen:

1. Niemand muss irgendetwas müssen!
2. Falsche Schuldgefühle nutzen niemandem etwas. Sie machen höchstens krank und helfen nicht!
3. Andere Menschen sind auch nicht »gefesselt und geknebelt« und können versuchen, selbstverantwortlich leben zu lernen!
4. Ich muss die Welt nicht retten!
5. Kein Erwachsener muss einem anderen Erwachsenen folgen/gehorchen!
6. Niemand muss die Mankos eines anderen auffüllen. Das muss jeder selber tun!
7. Nicht von außen, sondern von innen kann ich das tun, aber niemand muss das tun, wenn er das nicht will!
8. Jeder kann wählen, »weiter«zukommen oder auch nicht. Und was heißt denn schon »weiter«?
9. Ich glaube, wenn jemand so viel weiß, »dass er weiß, dass er nichts weiß«, und danach zu seiner einfachen, aber durch Erfahrung angereicherten Kindlichkeit zurückkehrt, ist er auf einem guten Weg ...

10. Jeder Mensch hat dieselben Rechte auf seine eigenen Bedürfnisse und auf sein eigenes Leben (auch Eltern!).
11. Ich darf niemanden verändern. Niemand darf mich verändern. Ich darf nur mich verändern.

Auch auf den Türen klebten meine Listen, wie diese hier:

1. Wir sagten »Ja« und »bis dass der Tod uns scheidet«. Leider sagten wir nicht: »Ja, bis dass der Tod unserer lebendigen Liebe, Beziehung oder Entwicklung uns scheidet.«
2. Wenn sich zwei Menschen verschiedenartig entwickeln oder sich in der Weiterentwicklung hindern, passen sie manchmal nicht mehr zusammen.
3. Wenn zwei nicht zusammenpassen, dann passen sie eben nicht zusammen. Sie müssen sich deswegen nicht ein Leben lang quälen.
4. Ich habe immer das Recht zu bleiben oder zu gehen, und das auch ohne Streit!
5. Wenn ich aus falschen Gründen, wie Abhängigkeit, finanzieller Sicherheit, Bequemlichkeit, aus religiöser Hirnwäsche, aus Angst vor dem Alleinsein oder aus Angst vor einem selbstverantwortlichen Leben in einer Beziehung bleibe, so wird sich das rächen. Entweder durch Krankheit oder weil ich immer wissen werde: »Ich war zu feige, um mein eigenes, selbstverantwortliches und mir persönlich geschenktes Leben zu leben!« Das ist ein verpasstes, ärmliches Leben. Nur »das Eigene« ist (auch bei aller Armut) nicht mit Millionen zurückzukaufen. Nur »Eigenes« ist Freiheit und »wahres Leben«. Aber jeder ist auch in der »Schule des Lebens« in der ersten, zweiten, dritten oder vierten Klasse!

6. Ich bin die Steuerfrau in meinem Leben und habe das Recht auf eigene Entscheidungen, aber nicht auf Kosten anderer, denn ich darf niemanden dazu missbrauchen!
7. Ich darf meine Meinung immer wieder ändern.
8. Nichts ist in Beton gegossen!
9. Ich darf (und soll sogar) auf gleicher Augenhöhe mit allen anderen Menschen leben!
10. Mich auf Erden zu freuen, ist genauso wichtig und wertvoll wie Pflichten zu erfüllen! Auch Pflichten kann ich zu Freuden gestalten!
11. Wenn ich mit meinem Aussehen und Leben unzufrieden bin, kritisiere ich die höchste Weisheit.
12. Vielleicht werde ich nach meinem Ableben gefragt: »Hast du dich am Festtisch deines geschenkten Lebens satt gegessen und hast du gefeiert und dich gefreut? Ich sagte dir doch: Freue dich alle Zeit! Freue dich!«
13. Ich sollte nicht ohne weiteres sagen: »*Du machst mich* krank, wütend oder unglücklich«, ohne mich zu hinterfragen, warum ich mich von jemandem krank, wütend oder unglücklich machen lasse, und ob und weshalb ich das tue oder glaube, das tun zu müssen!

Frage: Warum soll ich überhaupt an meiner Weiterentwicklung arbeiten?
Antwort: Weil ein blindes Leben nur ein ärmlich, halb gelebtes Leben ist, *und* weil ich glaube, dass die ganze Menschheit (mit jedem und allem, was je gelebt hat) ein »großes Ganzes« ist; *und* weil ich glaube, dass wir alle Verwundete sind und dass das »Heilen« eines jeden Einzelnen auch das »Ganze« betrifft.

Heißt es nicht in der orientalischen Weisheit, dass, wenn irgendwo ein Grashalm abgeschnitten wird, das ganze Universum davon betroffen wird?

Nur durch das Bestreben, mich selbst bewusster kennenzulernen, kann ich meine Muster erkennen, sie brechen und sie nicht mehr leben oder weitergeben. Unser »Geschenk Leben« birgt auch eine wertvolle Verantwortung in sich! Darum glaube ich auch, dass vieles von außen für mich Ablenkung ist, um mich nicht mit meinem eigenen Leben und Sterben ehrlich auseinandersetzen zu müssen. Aber als ich »hinschaute und sehen lernen konnte«, wurde die Qualität meines Lebens verantwortungsvoller, bodenständiger, echter, runder und voller. Ich kam mir innerlich reicher sowie zufriedener vor. Von Zeit zu Zeit erlebe ich ein Gefühl von purem »Sein«, ähnlich einem Liebesgefühl, das ich sonst nur bei der Musik von Mozart oder Swinging Jazz empfinde. Dann kann ich auch glauben, dass Männer und Frauen, so wie alles Leben, gleichwertig sind.

Ich fand es lange sehr beschwerlich, »die Realität der Dinge« anzunehmen, weil mir mein Vater verbot, »mich so, wie ich als Frau geschaffen war, gut zu fühlen«. Dafür musste ich seine Sextortur aber als etwas Alltägliches annehmen. Das hat mir meine ganze Lebenswahrnehmung zerstört. An keinem Tag wusste ich, ob ich etwas als »so wie es ist« annehmen durfte oder ob ich das falsch sah. Dadurch war ich vor Angst verspannt und hetzte herum, als ob mich der Teufel verfolge. Immer war ich außer Atem. Mein ganzes Leben war ein andauernder Versuch, mich zu beruhigen, um so normal wie die anderen zu funktionieren. Die Verwirrung unter allem in jedem Alltag erschwerte mir das einfachste

Tun, und erfüllte mich mit tausend Fragen. So wurde ich manchmal für meinen kindlich fragenden Ton oder für meine konstanten Wiederholungen schroff angefahren, und über allem lag die Scham, ein Mädchen zu sein.

Nach vier Monaten auf Silverdale konnte ich das Alleinsein als etwas Friedliches und Kostbares erkennen. Ich kaufte mir die ersten Malfarben.

Groß schrieb ich mit leuchtenden Buchstaben in mein Malheft:

Weisheit
Ab heute entlasse ich
meinen Partner,
meine Familie,
meine Freunde
aus der Tyrannei meiner
Sehnsucht nach Liebe.
Ab heute liebe
ich mich selbst.
Geborgen in dieser
Liebe bin ich frei,
anderen Liebe
zu geben.

Abschied

Als die sechs Monate auf der Silverdale-Farm abgelaufen waren, konnte ich mir eingestehen, dass mein Heimweh nach Basel nie aufgehört hatte. Was ich ahnte, war, dass dieses Heimweh auch etwas mit einer Sehnsucht nach mir selbst zu tun hatte. Und als ich mich, während schlafloser Nächte, getraute, diesen Gefühlen nachzuspüren, trieb mich das, im Nachthemd, zu Wahine, wo ich mich an ihrem warmen Körper ausheulte.

Als ich endlich den Mut fand, mir einzugestehen, dass ich gehen musste, und anfing, von meiner Stute Abschied zu nehmen, konnte ich es kaum glauben, aber dicke Tränen rannen über ihre Pferdewangen und aus ihrer Nase.

Vor meinem Abschied flogen Sam und ich noch einmal zusammen nach Australien zu Belinda, und wir erlebten, eigenartigerweise, eine unglaublich schöne Zeit.

Danach flog ich, steif wie ein Roboter, von Melbourne direkt nach Zürich in die Schweiz. Während des langen Fluges schloss ich die Augen und hatte das Gesicht meiner Tochter in Australien vor mir. Ich sah sie mit ihrem Mann, sah ihre Wohnung und ihren Esstisch mit den bunten Ostereiern. An diesem Tisch hatte unsere Familie zum letzten Mal vor der Trennung gemeinsam Brot gebrochen und Ostern gefeiert. Sie schenkte mir ein Kuschellamm mit traurigem Gesicht und sagte: »So fühle ich mich, weil du gehst.« Ich war total überrascht, dass sie so etwas für mich empfand.

In Gedanken versunken sah ich Belinda plötzlich mit ihrem Kindergesicht, umrahmt von blonden Zapfenlocken, fröhlich beim Suchen von Ostereiern unbeschwert durch die Gärten unserer Vergangenheit in der Schweiz und in Neuseeland hüpfen. Vorbei, alles vorbei. Meine damalige Überbesorgtheit für die Familie, die vielen Besucher, um ja alles richtig zu machen, ließen mich vor lauter Mühegeben nie gemütlich sein. Wie vergänglich alles ist, hatte ich nie realisiert. Ich tat genau das, was mich an meiner Mutter genervt hatte: Ich konnte mich nie ruhig hinsetzen.

Als Belinda nach ihrer Hochzeit von Auckland nach Melbourne gezogen war, hatte ich Sam gefragt, ob wir nicht auch dort leben könnten. »Sam, viele Kiwis ziehen wegen ihren Kindern und Enkeln nach ›Oz‹*«, sagte ich.

»Nein«, sagte Sam.

Ich hing an Beziehungen. Sam hing daran, möglichst billig gut und ohne zu arbeiten leben zu können, und darum waren wir im Jahr 1980, laut ihm, wegen der Schnelllebigkeit und des Perfektionismus in der teuren Schweiz nach Neuseeland ausgewandert.

Nun zermürbte mir im Flugzeug eine Frage ganz besonders mein Gehirn: »Wieso hatte es bis zu einer Trennung kommen müssen, um in Melbourne noch einmal Nähe und eine unglaublich schöne Familienzeit erleben zu können?« In den letzten zehn Tagen waren wir alle zusammen fröhlich miteinander umgegangen! Wir picknickten, fuhren mit Booten, besuchten Ausstellungen und das Theater. Nach sieben Jahren hatte Sam sogar noch mal mit mir in dem Doppelbett dort geschlafen, in einem Doppelbett, wie ich es mir zum Kuscheln immer schon gewünscht hatte! Warum, oh, warum nur, war eine solch unbelastete Gemeinsamkeit, wie wir sie seit langem nicht mehr zusammen erlebt hatten, plötzlich möglich gewesen?

Nie, nie, nie hatte man in unserer Familie je zusammengesessen, um über eine Situation oder über unsere Schwie-

* Die Neuseeländer bezeichnen sich als »Kiwis« und nennen Australien »Oz«.

rigkeiten oder mögliche Lösungen zu reden, und dann am Flughafen in Melbourne …

Als Sam mit seiner Parkinson-Behinderung zu seinem Flugzeug zurück nach Neuseeland stolperte und ich, blind vor Tränen, in Richtung meiner Maschine nach Zürich strauchelte, fragte ich mich, warum er mich ausgerechnet jetzt zum Abschied so geküsst hatte, wie schon seit Jahren, seit dem einen Tag am Onetangi-Strand, nicht mehr.

Total erschöpft dachte ich bei der Landung in der Schweiz, wie lächerlich all das war! Was stolperten und strauchelten wir denn wie ferngesteuerte Roboter auf dieser Welt herum, taten uns weh und konnten das nicht ändern. Ich wollte das doch gar nicht, ich wollte – da purzelte mein Laptop in Zürich vom gekippten Gepäckwagen die ganze Rolltreppe bis zum Bahnsteig hinunter. Jeden Aufschlag spürte ich wie einen Fausthieb im Magen! Er war kaputt! Ich stieß ein Stoßgebet an die Götter aus: »Bitte gebt mir so schnell wie möglich einen IBM PC mit Word Perfekt, Windows 98 und ja nicht teurer als fünfhundert Franken, *bitte!*«

Im Zug nach Basel vergaß ich vor Trauer und Müdigkeit die Computergeschichte. Seit sechsunddreißig Stunden war ich unterwegs. Ich wusste vor Schmerz nicht mehr wohin mit meinen Armen und Beinen, und die Schienen des Zuges sangen von Zürich bis Basel: »Es geht immer alles kaputt. Bei dir geht immer alles kaputt, kaputt, kaputt, kaputt.«

Zwei Koffer hatte ich nach dreißig Ehejahren bei mir. Einige meiner liebsten Bücher, Mozart-CDs und Tagebücher hatte ich vorausgeschickt. Ich freute mich auf meine

Tochter Arlette und auf meine drei Enkel. Ich hatte für Smiley Fotos von ihm auf meinem Pferd mitgebracht, aber in mir weinte ein Kind. Es weinte, wie damals in den Kinderheimen nach dem Weggeschicktwerden, weil es nie brav genug war. Es weinte, auch wie damals, nachdem sein Vater, um es auszuplündern, in sein Bett gekommen war, und es stotterte seit damals, wenn ihm jemand beim Sprechen in die Augen schaute.

Basel a mym Rhy

Ankunft

Wie meistens holte mich in der Schweiz niemand am Flughafen oder Bahnhof in Basel ab. Diesen Gedanken schüttelte ich ab, als ich vor dem Bahnhof in ein Taxi stieg, um vom Großbasel ins Kleinbasel zu fahren, aber im Auto schob sich eines der letzten Erinnerungsbilder von Mutter in ihrem Haus vor meine Augen. Alle in unserer Familie hatten ihr verwinkelt originell eingerichtetes Haus mit den Sichtbalken und dem altenglischen Eichen-Sideboard geliebt.

Bei meinem letzten Besuch hatten Mutter und ich, weit voneinander entfernt, einen Film über eine Kaiserin gesehen, die sich beim Sterben von ihren Kindern verabschiedete. Beide hatten wir heimlich geweint. Als wir uns zum Schlafengehen erhoben, kam meine Mutter zu mir. Verunsichert und ganz steif umarmte sie mich rasch und sagte, bevor sie im Schlafzimmer verschwand: »Es wäre an der Zeit, dass diese Alte endlich zu ihrer Tochter stehen würde! Deine Tochter und ihr Mann stehen nicht zu dir! Ich will die nun nie mehr sehen! Verzeih mir Millionen Mal für alles, was ich dir angetan habe. Die beiden wollten, dass ich dich enterbe.«

Kurz danach hatte meine Mutter, zusammen mit meiner Tochter und deren Mann, bei einem Anwalt ein Schreiben unterschrieben, mit dem alle versuchten, mich zu enterben. Später behaupteten meine Tochter und ihr Mann, meine Mutter hätte das so gewollt. Niemand in unserer Familie wusste, wer log. Noch verletzender war, dass sie *mich* des Lügens beschuldigten. Ich war daher nur erleichtert, als Mutter endlich nicht mehr lebte.

Das Auto hielt in der Rheingasse vor dem Hotel Krafft. Ich stieg aus dem Taxi. Im Foyer begrüßte mich das Besitzerpaar Waldmeyer, das ich seit Jahren kannte. Frau Waldmeyer begleitete mich in ein möbliertes Zimmer in der Dependance, gegenüber von ihrem Hotel. Das rote und grüne Schottenmuster der Vorhänge und Bettüberwürfe überraschte mich angenehm.

Ich fror in der ersten Nacht. Meine Gedanken hielten mich quälend vom Einschlafen ab. In Neuseeland wurde ich früher, so wie das dort üblich ist, beim Ankommen von meiner Familie und vielen Freunden am Flughafen fröhlich empfangen und umarmt. Einmal hatten sie eine Überraschungsparty mit Freunden, die im Wohnzimmer gewartet hatten, organisiert, und meine Tochter hatte mir zum Empfang aus einem Kalbsknochen einen Maori-Fischhaken als Anhänger geschliffen. (Er hing wie immer an meinem Hals.) Damals war sie dreizehn gewesen. Ich umfasste den Anhänger und versuchte, mich wegen der neusten Familienenttäuschung zu beruhigen.

An meinem ersten Tag zurück in Basel klopfte ein englischer Student an die Tür meiner neuen Bleibe und sagte: »Ich habe gehört, dass Sie Englisch sprechen. Ich stecke in einer Depression. Darf ich mit Ihnen reden, sonst springe ich womöglich heute noch aus dem Fenster?« Wir befanden uns im vierten Stock! Ich bat den Studenten, Platz zu nehmen und hörte ihm zwei Stunden zu. Sichtlich erleichtert ging er dann zur Tür, kehrte aber noch mal um und sagte: »Ich habe einen Computer zu verkaufen. IBM PC mit Word Perfekt, Windows 98 für fünfhundert Franken! Kennen Sie jemanden, der ihn vielleicht kaufen möchte?« Ich sagte: »Moment bitte! Bin gleich wieder hier!« Wie von Krokodilen gejagt (die so schnell wie ein Zug beschleunigen können), eilte ich die Treppen hinunter, sah rechts die Kneipe »Schafeck« und sprang, wie Heidi zur Großmutter, mitten in den kleinen Raum. Ohne es zu wissen, war ich in einer der ältesten »Basler Beizen« gelandet. Ich fragte laut: »Entschuldigung, kennt sich hier jemand mit Computern aus? Ich könnte einen kaufen und habe keine Ahnung!« Von der Theke in der Ecke erhob sich ein Mann in Cowboystiefeln. Es stellte sich heraus, dass er in einer Firma die Computer wartete. Er kam mit, sagte, ich solle den PC kaufen und nach abgeschlossenem Handel lud ich beide Männer zu einem Drink in der alten Wirtschaft ein. Aber ich passte auf, allzu direkten Blicken auszuweichen, um nicht zu stottern. Einen Computer und eine Lieblingskneipe hatte ich gefunden!

Nachdem ich mich vom Jetlag etwas erholt hatte, lief ich zum Rhein, schaute auf das fließende Wasser, in dem sich die Lichter der Mittleren Brücke spiegelten, und bemerkte, dass sich in mir etwas verändert hatte. Plötzlich spürte ich, dass das Ziehen und die Schwere, die in Neuseeland nie von mir wichen, auf einmal wie davongeflogen waren. Ich hatte kein Heimweh mehr! Ich war in Basel und hatte die Kontrolle über mein Leben, weil ich mich getraut hatte, meine Bedürfnisse zu spüren!

Im Zimmer neben dem meinen wohnte ein chinesischer Koch namens Xu. Seine freundliche Art half mir, mich in dem fremden Haus schnell einzuleben.

Ich lernte, das Glück im Unglück zu erkennen und es bei jeder Gelegenheit herauszufischen!

Zurück im Zimmer stellte ich meinen winzigen Kochtopf auf die elektrische Platte in der Ecke, setzte mich an das Pult, freute mich auf meinen Tee und begann zu schreiben. Als ich aufschaute, war das Wasser verdampft und der Topf schwarz!

Familie und alte Muster

Kaum erwarten konnte ich es, meine Tochter und die Enkelkinder in ihrem Haus zu besuchen. Dass ihr Mann mich ablehnte, wusste ich ja bereits. Mit der Tram konnte ich praktisch von Tür zu Tür fahren, und wie unter Zwang schleppte ich wieder zu viele Geschenke für alle an. Das Wiedersehen mit meiner Tochter und den Kindern war sehr schön. In ihrem Garten brachen wir dann, wenn auch verspätet, zusammen das Osterbrot.

Nun durfte ich hier, im Zimmer meines älteren Enkels, schlafen, und meine Enkelin, die bald fünf wurde, freute sich, nach dem Abschied in Neuseeland, mich wieder um sich zu haben.

Aber ihr Vater machte Bemerkungen, mit denen er mir deutlich zu verstehen gab, dass ich bei ihm kein gern gesehener Gast war, und die Kinder wechselten fragende Blicke. Er lebte mit seiner Familie sehr symbiotisch, und laut singend fuhr er mich so bald wie möglich in die Rheingasse zurück. Er sagte mir ganz deutlich, dass er denke, dass ich zu sehr durch sie leben wolle. Was er damit meinte, verstand ich damals nicht.

In meinem Zimmer schrieb ich danach in mein Gedankenheft: Liebes Leben, gerne möchte ich mich in dir endlich wohlfühlen können. Ich fühle mich in dir aber meistens fremd und fehl am Platz. Aus den Augen meiner Kinder schauen mich oft noch die verurteilenden Augen meiner Mutter an. Warum gibt es, seit meiner Geburt, in meiner Familie nie einen Boden, auf dem wir zusammen stehen und gemeinsam etwas Schönes aufbauen können?

Ich glaube es zu wissen, nur lebe ich nach der Devise, dass: alle religiösen Lehren und geistigen oder esoterischen Gedanken etc. gerade so gut stimmen, wie auch nicht stimmen könnten! Also spreche ich meine Gedanken mit Vorsicht aus: Könnte es sein, dass wir einander alle als Spiegel gegeben werden, so dass wir, durch das Aufrütteln in unseren Seelen, erkennen und lernen können, was wir hier zu lernen haben! Ich empfinde für mich, dass es immer wieder nur darum geht, was wir uns alle gegenseitig *antun* und vor allem *antun lassen!*

Nur wenn ich gut zu mir bin, und mich keine Grenzen überschreiten lasse, werde ich respektiert. Darum, glaube ich, bekommen wir, bis wir das begreifen, öfter mal eine aufs Dach, sonst bleiben wir im gleichgültigen Trott stecken.

Ich empfinde dieses Leben als ein Trickspiel, in dem es darum geht, wach und bewusst zu werden, so dass wir ohne irren Leidensdruck erkennen können, warum wir die Schmerzen (oder die Freuden) erhalten, die wir erhalten!

Vielleicht ist es der Begriff von »Ewigkeit«, dass jeder Mensch einmal das Leben eines jeden anderen Menschen erleben muss, um nicht mehr zu urteilen!

Von »meiner Familie« hörte ich mit der Zeit immer weniger, und wenn, dann gab es Spannungen. Ich fing irgendwann die Ausbildung bei der Maltherapeutin meiner Tochter an, so wie sie es einmal vorgeschlagen hatte. Aber über allem, was mit meiner Familie zu tun hatte, schien ein Stern zu stehen, der nicht aufgehen konnte.

Ein Buddhist, der meine Situation kannte, erklärte mir einmal, dass jede Situation die Auswirkung des Gesetzes von Ursache und Wirkung sei! Er sagte: »Ihr bräuchtet eine Familienversöhnung wegen der unsichtbaren Belastungen, sonst fehlt die Harmonie, und eure Verstrickungen und Dramen gehen immer weiter. Versuch, positiv an sie alle zu denken, denn auch diese Energie kommt zum Ursprung deiner Gedanken zurück.«

Die Zeit verging. Ich versuchte, den Schmerz der neuen Ablehnung nicht anzunehmen und den Willen meiner Verwandten zu respektieren. Wie der Computer, fielen mir über die Zeit eine günstige Wohnung, Möbel, Jobs, Ferienmöglichkeiten, Überraschungen, Begegnungen, der hilfreiche Xu vom Zimmer nebenan und dazu noch gleich zwei wunderbare alte »Adoptiv-Väter« zu!

Dabei kam mir in den Sinn, wie Arlette bei ihrem Besuch in Neuseeland einmal gesagt hatte: »Wie machst du das? Du gehst Einkaufen, lernst in der Schlange, auf der Straße, im Tea-Room oder irgendwo jemanden kennen, wirst gleich zum Tee, Lunch oder auf eine Party mit uns allen eingeladen und behältst solche Leute jahrelang als

Freunde! Ich gehe einkaufen, erledige, was ich zu erledigen habe, und gehe dann in meine Küche, um etwas zu kochen!«

Weihnachten 1998 – Ein missbrauchter Mann und die Liebe

Alles hatte an der ersten Weihnacht in Basel so vielversprechend angefangen. Ein Freund, Glen, hatte mich besucht, und da wir zusammen lachen konnten, war die ganze Situation in meinem billigen, möblierten Zimmer in der Rheingasse für uns etwas sehr Lustiges: Wir hatten in meiner ersten Bleibe ein WC, eine Dusche und eine Küche, die wir mit den Mitbewohnern teilten. Als meine Basler Freunde diesen amerikanischen Literaturprofessor, Glen, kennenlernten und zu uns zu Besuch kamen, hockten wir wie die Studenten auf Kissen, auf den Betten und sogar auf dem Boden. Es war mordsgemütlich und lustig, als wir das Lavabo im kleinen Schlag als »the Bathroom« vorstellten, den Kleiderschrank als »the Walk-in-Wardrobe«, das Büchergestell als »the Library«, den Tisch als »the Diningroom«, das Bett als »the Bedroom«, das Pult als »the Office«, und den Sessel im Erker als »the Livingroom!«

Einige Zeit bevor Glen ankam, sah mich eines Tages mein chinesischer Zimmernachbar Xu, als ich mit meinen Einkäufen die vier Treppen hoch stapfte. Er machte einen Luftsprung, lächelte sein asiatisches Lächeln, entriss mir alle meine Tragetaschen und hörte seither nie mehr auf, mir zu »he-le-fel«.

Als Glen da war, brachte uns Xu das Essen für uns beide aus seinem Restaurant. Er half uns mit dem Umzug vom vierten in den zweiten Stock und auch später beim Umzug vom möblierten Zimmer in meine erste Wohnung. Als ich von einer eigenen Wohnung träumte, kam eines Tages eine Frau aus Sri Lanka, die in der Rheingasse die Zimmer putzte, und führte mich zu einer günstigen Dreizimmerwohnung mit Balkon und Gärtchen nahe am Rhein. Das Haus gehörte zwei alten Männern, in denen ich vor lauter Sehnsucht nach »Familie« zwei nette Großväter zu sehen glaubte.

Glen und ich hatten uns in Australien kennengelernt. Wie das kam: Vom Psychotherapeuten Dr. Walther Lechler wurde ich nach dem Erscheinen meines ersten Buches für eine Lesung von Neuseeland nach Bad Herrenalb eingeladen. Das Publikum dankte mir dort im Kursaal mit »Standing Ovations«.

Dr. Lechler war für seine Vorträge zur Suchtproblematik bekannt geworden. Vor sechzig Jahren hatte er die Bewegung der AA (Anonymen Alkoholiker) aus den USA nach Europa gebracht, und nach meiner Lesereise (Thema: Sexuelle Gewalt) konnte ich, dank ihm, ein Psychotherapiepraktikum in einer Klinik im Allgäu an meine Tournee anhängen. Das Praktikum brauchte ich, um in Auckland an der AIT Psychotherapie studieren zu können. Die Art, wie Dr. Lechler in seiner »Schule des Lebens« mit depressiven Leuten arbeitete, beeindruckte mich. Im Sommer gab er Workshops in der Provence, und als Sam und ich, nach meiner Rückkehr, weiter Beziehungsschwierigkeiten hatten, bat ich ihn, mit mir einen solchen Lechler-Workshop an eine nächste Reise in die Schweiz anzuhängen. Sam lehnte ab. Er wurde auch wütend und schmiss Kochtöpfe herum, als ich sagte, ich wolle an der AIT Psychotherapie studieren.

Kurz nach dieser Enttäuschung luden unsere Tochter und ihr Mann uns nach Melbourne ein, da sie ihre Begeisterung für Australien mit uns teilen wollten, aber Sam wollte auch da nicht mitmachen. So kam es, dass ich vor meinem endgültigen Abschied einmal allein nach Melbourne flog. Das für meine Generation neue Wort »Emanzipation« erhielt eine eigene Bedeutung für mich, als ich hinflog und unter jungen und alten (bis zu achtzig Jahren) Globetrottern in dem berühmten »Backpackers« an der Grey Street wohnte, an dessen Eingang steht: »Vorsicht! Dieser Backpacker macht süchtig!« Es ist sicher eine der bequemsten, günstigsten und unterhaltsamsten Herbergen dieser Art.

Ich entwickelte dort meine passionierte Liebe zu den Klängen des Instrumentes »Didgeridoo«.

Belinda und Tom zeigten mir ein Einkaufscenter, wo ich über die Megagröße (von allem in Australien) staunte. Ein Heißluftballon hatte dort unter dem Deckengewölbe Platz! Wir picknickten in Botanischen Parks und an Stränden. Abends lud ich sie in Restaurants, ins Theater, zu einer Stepptanz-Show und in die Oper ein. Um das frisch verheiratete Paar aber am Wochenende alleine zu lassen, ging ich zu einem Sonntagsbrunch in einen Pub mit »Live Jazz«. Sieben Frauen luden mich spontan an ihren Tisch. Drei davon wollten mich gleich zu sich ins Haus zum Wohnen mitnehmen! Die Stimmung war ausgelassen, eine nach der anderen spendierte eine Runde, und als ich an die Theke ging, um auch eine Runde zu bestellen, lud mich Glen, ein sehr attraktiver Mann, mit einer Molièrschen Verbeugung zum Tanzen ein. Die gegenseitige Anziehungskraft war vom ersten Moment an unwiderstehlich.

Glen nannte mich nach einigen Tänzen »Darling«. Dieses Wort löste in mir eine schmerzhafte Erinnerung aus. Zum besseren Verständnis, warum das Wort Darling mich so aufwühlte, möchte ich das hier erklären.

Darling

Als ich zehn Jahre alt war, lud mich einer der Chefs meines Vaters zu einem Wochenendbesuch ein. Da konnte Vater einmal nicht »nein« sagen! Ich freute mich und durfte mit der kleinen Tochter in ihrem Zimmer schlafen! Es war ein Zimmer voll zarter Rosarosigkeit und weichen Plüschtieren! Die Dame des Hauses weckte uns am nächsten Morgen und sagte: »Darlings, ich habe euch das Frühstück gebracht. Tee und Honig-Toast! Und für unseren Darling little Gast ist das Bad schon gerichtet.« Allein im Badezimmer fing ich an zu weinen, fürsorglich hatte man mir ein wohlriechendes Bad bereitet. In *unserem* Badezimmer ging es so ganz anders zu! Sie verstanden nicht, weshalb ich weinte!

Und als der Hausherr mich fragte: »Warum weinst du, Darling?«, erholte ich mich überhaupt nicht mehr, und sie brachten mich nach Hause!

Zärtlichkeit und Wahrgenommenwerden

Als Glen mich »Darling« nannte, schlug mir das wie eine Faust in den Magen, so dass – ich kann es nicht anders sagen – der Speichel meiner Sehnsucht nach Zärtlichkeit, wie beim Pawlowschen Hund, zu fließen begann.

Glen küsste mich, ohne mich sexuell zu bedrängen. Ich war ausgehungert nach Zärtlichkeit und wollte keinen Sex! Wie Teenager küssten wir uns, im Auto vor der Jugendherberge bis um drei Uhr in der Früh! Bis zu dem Zeitpunkt hatte ich geglaubt, Sex immer als Eintrittspreis für Zärtlichkeit geben zu müssen.

Sam küsste und kuschelte nicht gerne, da er einmal etwas Unangenehmes bei seinem ersten Kuss erlebt hatte. Glen und ich mochten Kuscheln und Küssen mehr als Sex.

Wir mochten Literatur, er liebte Paul Auster, aber auch Perec und Baudelaire so wie Balzac. Wir mochten Sprachen und reisten gerne, kochten gerne, und wir liebten das Kino! Es waren dieselben Bücher, Filme, klassische Musik, Jazz und Evergreens, die wir mochten, und leider bin ich sehr romantisch, im Gegensatz zu Sam.

Am Morgen nach unserer Begegnung schickte Glen mir zwölf rote Rosen und eine Mausefalle, da ich ihm erzählt hatte, dass eine Maus, wegen des Umbaus im Haus, über mein Bett gerannt war! Als er mich am nächsten Abend abholte, um in die Oper »Don Giovanni« zu gehen, und ich ihm im wallenden roten Rock die Treppen herunter entgegenlief, klatschen die Mitbewohner des Backpackers. Ich fühlte mich jung und geschätzt wie ein Star. Etwas beschämt sagte ich Glen das. Er lachte und sagte: »Darling, du hast zu wenig Bestätigung gehabt!« Glen streichelte meine Füße und fand sie schön! So etwas hatte ich noch nie erlebt.

Getrübt wurde der Abend ein wenig, als Glen sich im Theater umschaute und sagte, er hasse diese Elite, die sich so etwas leisten könne. Ich hatte ihn eingeladen. Und als wir eine Kunstausstellung besuchten, sagte er, er sei sich in seiner hohen Position an der Universität immer wie ein Hochstapler vorgekommen. Er habe zu nichts eine fassbare Beziehung. Seine Launen, sagte er, würden ohne Vorwarnung kippen, dann wisse er nicht, was er tue. Er nannte sich »der liebe Glen und der böse Glen«.

Glauben wollte ich das nicht, bis er mich aus heiterem Himmel in einer Ausstellung vor allen Leuten laut anschrie!

Ich stellte ihn meiner Familie vor. Sie mochten ihn nicht. Da meine Tochter arbeitete, fuhr mich Glen zum Flughafen.

Ich flog zu Sam nach Neuseeland zurück und erzählte ihm von Glen, und sagte, dass wir nicht zusammen geschlafen hatten. Noch einmal bat ich Sam, unsere Freunde, Familie und den Workshop in der Provence zu besuchen, um unsere Ehe mit dem, was uns fehlte, anzureichern. Als Sam wieder nein sagte, teilte ich ihm mit, dass Glen sofort mit mir in die Provence zu dem Lechler-Workshop kommen würde. Sam antwortete darauf nur: »Dann geh doch mit ihm.« Und ich *ging* mit Glen!

Es war himmlisch! Es war diabolisch! Es war traumatisch, und ich wusste nicht, dass wir beide süchtig auf Dramen waren.

Zurück in Neuseeland kam ich mir als reuige Sünderin vor, obwohl Sam und ich schon seit Jahren nicht miteinander geschlafen hatten.

Ich ging in eine Selbsthilfegruppe, nahm verschiedene Kurse und fing mit der Psychotherapeutenausbildung an, in der ich jede Woche zweimal, zu einer Einzeltherapiestunde ging. Nach einem Jahr teilte man mir mit, ich müsse die Ausbildung abbrechen, da ich noch zu beschädigt sei. Eine Studentin, der man dasselbe mitteilte, brachte sich danach zu Hause um.

Ich ging zu einer »Partner von Alkoholiker-Gruppe« sowie in eine Gruppe für »Co-Abhängigkeit«. Weil Sam sich weigerte mitzumachen, half uns das nicht weiter. In einem Massagekurs, in den er, nach vielem Bitten, mitkam, sagte er, er wolle kein klebriges Öl auf seinem Rücken, und ihm gefalle all das nicht.

Als ich Sam drei Jahre später verließ, rief ich Glen von Basel aus an. »Darling«, rief er erfreut. »Ich habe dich so sehr vermisst! Wie geht es dir?« Da er selten Briefe oder Anrufe beantwortet hatte, erstaunte mich seine Reaktion!

Meine Weihnachtsphobie, meine schlimmste Angst, die unter allen anderen Befürchtungen lauerte, stand wieder vor der Tür. Ich wollte keine einzige Weihnacht mehr erleben, daher sagte ich zu Glen: »Ich bin in Basel! Ich habe Sam verlassen! Ich vermisse dich auch. In zwei Wochen ist W-w-weihnachten! Ich habe Angst, denn ich hasse diese Zeit!«

»Möchtest du mich in Basel haben? Wann soll ich kommen?«

»Gestern!«, rief ich in den Hörer, und wir lachten!

Fünf Tage später war er um die Welt zu mir geflogen!

Gemütszustände ausgleichen

Wir wurden von vielen Freunden und auch von meiner Tochter und ihrer Familie eingeladen. Glen sagte, er habe keine Freunde. In Basel war er überall beliebt. Besonders die Damen mochten ihn. Es verletzte mich jedes Mal sehr, wenn er sagte, mit welcher Frau er gerne schlafen würde. Aber wenn wir bei einem wöchentlichen Jazzanlass in einem Basler Restaurant tanzten, glaubte jeder, wir seien das glücklichste Paar, und das zu sein, hatte ich sehnlichst gehofft.

Es ging nicht gut! Er sollte Medikamente nehmen. Er weigerte sich, und mir war damals nicht bewusst, dass *nicht ich*, sondern er verantwortlich für die Besserung seines Zustandes war! Wie gehabt suchte ich die Schuld bei mir und litt entsetzlich, wenn er sich plötzlich, mitten in unbeschwert fröhlichen Zeiten, in ein Monster verwandelte. Es war jedes Mal, als falle ich von einer Klippe der absoluten Harmonie in einen bodenlosen Abgrund. Danach warb ich verzweifelt weiter um ihn!

Weil er weinte, sich entschuldigte und auch, weil die schönen Zeiten mit ihm so unbeschreiblich schön waren, versuchten wir beinahe ein Jahr lang, diese Beziehung zu retten. Aber ich gewöhnte mich nie an die Veränderung vom liebenden Mann zu dem Mann, der mich plötzlich grundlos auf Bahnhöfen, in Straßenbahnen und Restaurants beschimpfte oder meinen Koffer aus dem Zug warf! Er hatte sich nie unter Kontrolle. Alle seine Beziehungen, auch die zu seinen Kindern, waren an diesen manischen Hochs und Tiefs gescheitert. Peinlich war, dass meine Freunde ihn nie als »bösen Glen« erlebten und lange auch glaubten, ich sei für seine Wutausbrüche, von denen ich erzählte, verantwortlich.

Glens Geschichte

Immer wieder erzählte Glen mir, wie er in der Pubertät in einem Steinbruch von einem älteren Mann überfallen, sexuell missbraucht, und, seit damals, total gespalten war!

»Ich saß auf einem Stein. Da kam ein Mann mit einem gefährlich aussehenden Hund. Der Hund knurrte, fletschte die Zähne und der Mann lächelte süßlich. Seine Hand ging an meine Hose, machte sie auf, nahm es heraus, berührt es und ich war von oben bis unten starr und steif. Auch dort! Der Mann ging hinunter, kam hoch und nahm sein Gebiss aus seinem alten, grausigen Maul. Er ging wieder runter und nahm es in den Mund, und das Schlimmste ist: *Noch nie habe ich zugleich, zu genau derselben Zeit und so total zusammengekoppelt, etwas so irre Gutes mit etwas so irre Schlechtem erlebt.* Das gehört seither für immer zusammen, Darling! Ich kann das nicht mehr trennen. Ich werde es nie, nie los. Als der Mann fertig war, fragte er mich mit schleimigem Mund: »Hast du eine Freundin?« Und immer wenn ich Liebe mache, höre ich vor dem schönen Moment dieses: »Hast du eine Freundin? Hast du eine Freundin?« Und ich will ihn nicht hören, tue es aber immer und jedes Mal, seitdem ich zwölf oder dreizehn war! Ich werde ihn und seinen schleimigen Mund und sein Gebiss, seine Stimme und das Schreckliche im Schönen nie, nie, nie mehr los. Ach my Darling, ich weiß ja nicht einmal, ob ich Frauen oder Männer liebe!«

Hoffnungsloses Hoffen aus Bedürftigkeit

Als Glen kurz vor Weihnachten nach Basel gekommen war, erlebten wir zuerst wunderschöne, sexlose »Schmuse-Nachhol-Zeiten«, und über die ganze Weihnachtszeit hörten wir Musik, tanzten zusammen im Kerzenlicht und lasen uns gegenseitig Märchen in meinem verzauberten, billigen Zimmer an der Rheingasse vor.

Er begleitete mich nach Luzern, als ich dort, nach der ersten Silvesterparty, für die Berlitz-Sprachschule Stunden gab, und er kaufte mir, beim Umzug in meine erste Wohnung, einen Staubsauger. Dazu sagte er: »Du solltest deinen Töchtern und Enkeln nicht so viel Geld und Geschenke geben, bis du selbst nichts mehr hast, denn die werden dir, falls du später etwas brauchst, nie etwas geben!«

Ich hatte ihm erzählt, wie ich von Neuseeland in die Schweiz und von der Schweiz nach Neuseeland und Australien Pakete schickte. Lachend sagte ich: »Du hättest sehen sollen, was ich in London, als Belinda in der Punkphase war, alles für sie suchte und ihr schickte.«

»Da würde ich nicht lachen«, antwortete er, »denn so verwöhnt man aus dem eigenen schlechten Gewissen und Manko heraus seine Kinder, weil man das als Kind selber vermisste! Das ist falsch! Sie sind keine Verlängerung von dir! Sie werden das nicht schätzen, werden höchstens verblöden und dich herzlos verachten.« Ich ärgerte mich und ahnte nicht, wie recht er haben sollte.

Die alten Hausbesitzer der neuen Wohnung mochten ihn gern. Aber zwischen Glen und mir gab es Krach, seelische Verletzungen, Wut, Ohnmacht und Verzweiflung sowie Versöhnung, Wiedergutmachung und neue Hoffnung.

Zweimal bat ich ihn zu gehen. Zweimal hatte er sein Flugbillet umgeschrieben, und zweimal kamen wir heulend, Hand in Hand, vom Flugplatz wieder in die Wohnung zurück.

Eines Tages, als er in der Badewanne saß und ich ihm den Rücken wusch, sagte er plötzlich: »Ich muss dich verlassen! Ich muss immer alle und alles verlassen! Ich bin von mir selbst verlassen. Ich vertrage Alltägliches nie lange, denn mein Gehirn ist wie ein gefräßiges Untier und langweilt sich schnell.«

Ich war total überrumpelt! Die alte Angst, verlassen zu werden, verschlug mir den Atem, aber ich verstand ihn nur zu gut, denn immer wieder stellte er sich die Frage, die ich mir zum Teil selber über Jahre hinweg auch gestellt hatte: *»Warum habe ich mich damals nicht gewehrt? Warum reagierte mein Körper mit schönen Gefühlen auf so einen Schweinehund? Bin nicht ich das größte Schwein?«*

Auf dem Weg zum Flughafen weinten wir. Aber dieses Mal trennten wir uns für immer, und trotz meinen Briefen und E-Mails hörte ich nie mehr etwas von ihm.

Dank neuer Arbeit und meinen Freunden fand ich mich, trotz meiner Trauer, in Basel immer besser zurecht. Gewisse Zeiten waren zwar so knallhart, dass ich nicht gerne daran zurückdenke, wie meine Gefühle mich wie eine Achterbahn, rauf, runter und um die Kurven geschlenzt hatten!

Xu bekochte mich, nachdem Glen und ich uns trennten. Wenn ich schrieb (was ich meistens tue), stellte er mir Essen vor die Tür. Xu kochte mir Ginsengsuppe, wenn ich krank war. Er liebte es, mich zu überraschen und zu beschenken. Und Xu merkte es sofort, wenn ich traurig war. »Du nikt immel, immel schleibel! Muss bisseli Pause! Sikel! (Sicher). Du kommel bisseli tlikel (trinken)!«

»Was wünscht du dir von mir zum Geburtstag«, fragte ich Xu, und er antwortete: »Muss habel gute He-le-zel. Dass wiktik. Sikel! Du habel das!«

Xu ersetzte das »N«, »Ng« sowie das »R« durch ein »L«. Die Worte »neun« und »null« bekam er nie hin!

Allzu optimistisch hatte ich gehofft, die Oberhand schnell wieder zu gewinnen, denn unerschütterlich glaubte ich daran, eines Tages für meinen chaotischen Lebensanfang vom Leben selbst entschädigt zu werden! Ich glaubte seit meiner Kindheit, wie Ben Gurion, verbissen an Wunder! Der hatte gesagt: »Wer nicht an Wunder glaubt, ist kein Realist.« Sam hätte gesagt: »Du hast wieder deine rosarote Brille auf.«

Und in gewissem Maße hatte Sam recht. Ohne es zu merken, floh ich in meine eigene, »heile« Welt, wie ich das als Kind allzu gut gelernt hatte. Tagelang schrieb ich mich nach Neuseeland an die Strände, in die Wälder, mit meinem Pferd und Hund zurück. Denn ich brauchte, zu der Trauer über meine gescheiterte Ehe nun auch noch lange, um Glen zu überwinden.

Wie im Film »Harvey« sprach ich statt wie der Hauptdarsteller dort mit einem imaginären Hasen, mit Glen, wenn ich durch Basel bummelte, und seine rosa, gold und weiße Porzellanteekanne von unserer Englandreise konnte ich lange Zeit nicht benutzen. Erst viel später ging ich wieder einmal mit Xu in den »Lange Schluuch«, wo wir bei einer Geburtstagsfeier bis um zwei Uhr in der Früh auf den Tischen tanzten!

Langsam fühlte ich mich wieder mutiger, jugendlicher und freier!

Xu bat mich, gleich um die Ecke von meiner ersten Wohnung für ihn auch wegen einer Wohnung vorzusprechen, und als das Restaurant, in dem er acht Jahre gekocht hatte, nach seinem Urlaub verkauft worden war, fand ich für ihn eine Stelle bei einer Schweizer Firma. Seither sagt Xu, wenn er mich seinen Kollegen vorstellt: »Das meile liebel Schwestel. Sie immel, immel he-le-fel mi.«

Good-bye, Mr. Sky

Die Besucher in den vier oberen Stockwerken meiner neuen Wohnung waren am zweiten Heiligen Abend nach meiner Rückkehr (aus Neuseeland) die Treppen emporgestapft, ich hörte auf allen Etagen freudige Begrüßungen, Weihnachtsmusik, Türen, die auf und zugingen, dann gedämpftes Gelächter. Die Neffen und Nichten der alten Hausbesitzer über mir hatten am lautesten gelacht, und ich dachte an Glen und daran, wie er im letzten Jahr, an meinem ersten Weihnachtsfest in Basel, zu mir geflogen war, wie wir uns gefreut hatten und wie sehr hatten wir an »die große Liebe« glauben wollen. Das war vorbei.

Bedrückt ging ich in die Küche und beschloss, diesem Leben und allen Weihnachten nun wirklich endlich ein Ende zu bereiten. Bevor ich aber für immer gehen wollte, trank ich zum Weihnachtstollen noch rasch eine starke Tasse zu heißen und zu süßen Tee. Während ich mir strahlende Familien mit Geschenken vorstellte, zog ich den Mantel an und ging zur Tür. Im Rucksack warteten eine Flasche Wodka, Valium, Schlaftabletten und ein Schlafsack. Ohne Geschenke war ich traurig wie ein Kind und schämte mich deswegen. Wen kümmerte es, ob ich lebte oder starb. Zögernd drehte ich mich noch einmal um, da war mein altes Appenzeller Himmelbett, da mein rosarotes Sofa aus dem Brockenhaus, ich schaute zu den geschenkten Möbeln von Freunden, und da fiel mein Blick auf die Fotografie von meinem Neuseeländer Schafshund Mr. Sky. Es war wegen ihm, dass ich mich wieder an den Tisch setzte, lange vor mich hinstarrte, ein Blatt Papier nahm und »Basel, den Heiligen Abend 1999« schrieb.

Sollte ich doch gehen? Ich keuchte. Ich blieb hocken, stand auf, setzte mich wieder, und wie eine, die lange, lange Zeit gerannt war, fing ich an zu schreiben:

Lieber Hund,
(meine Hand zittert) nie werde ich den Tag vergessen, an dem ich dich in Neuseeland fand. Weißt du noch? Ich war auf der Okura-Farm, ich holte mein Pferd Wahine von der Weide und ging gerade an dem Ort vorbei, wo sie dich erschießen wollten! Du sahst fürchterlich demoralisiert, dünn und dreckig aus. Du hast gezittert. Du kauertest gegen eine schmutzige Wand und drücktest deine dünnen Rippen gegen den Boden. Dein Maul war geöffnet, als ob du kaum noch Atem in dir hättest. Plötzlich waren deine Augen so auf mein Gesicht fixiert, als ob sie wussten, dass dein Leben davon abhing! Da hörte ich die Farmerfrau zu ihrem Mann sagen: »Den Fly kannst du jetzt gleich erschießen. Der ist nur ein unnützes Maul zum Füttern.«

Ich traute meinen Ohren nicht. »Nein! Das können Sie doch nicht tun!«, hörte ich mich schreien. »Ein reinrassiger Augenhund*, ein Border Collie!«

»Doch, können wir!«, antwortete die Frau, während sie inmitten ihrer Schafe stand und einem nach dem andern mit einer Entwurmungspistole eine weiße Paste ins Maul spritzte, das drehte mir den Magen um, es mahnte mich an das Schrecklichste mit Vater. Rasch fragte ich: »Warum erschießen?«

»Wollen Sie ihn? Sie können ihn haben«, antwortete sie, ohne aufzusehen. Und da sagte ich: »Yes.«

(Ich sprang aufs Klo und zurück an den Tisch, ich musste vergessen, dass es der Weihnachtsabend war.)

Der Farmer gab mir ein Seil, und ich ging in die Hocke, um dir meine Hand zum Beschnuppern hinzuhalten. Als unsere Augen sich dieses Mal begegneten, wusste ich, dass du wusstest, dass du mein Hund und ich dein Mensch war. Du lieber, lieber Skyhund, du.

(Ich ging auf den Balkon, legte mich in den Schnee, und hatte ein irres Bedürfnis, mich wie ein Tier zu wälzen, sagte mir dann aber: »Du bist nicht verrückt, benimm dich nur nicht wie verrückt, du bist gestresst. Steh auf und schreibe weiter, denn nicht einmal den Mut zum Sterben hast du.«)

Sky, ich sehe das alles noch ganz genau vor mir.

(Mit dem Rücken meiner Hand fegte ich den Rotz weg.) Du ließest dich anbinden, und als ich mit dir zum Auto lief, in dem mein Sattel und das Pferdefutter im weit offenen

* Hütehunde, die ohne zu bellen die Herden nur mit den Augen zusammentreiben.

Kofferraum lagen, sprangst du schnurstracks hinein. Ach, Sky …

(Ich heulte laut.)

… an Weihnachten hatten meine Eltern und die Haushälterin solchen Krach, dass die Teller flogen. Und Vater zwang mich trotz des Heiligen Abends und trotz meiner Geschenke in sein Bett.

(… mir klapperten die Zähne, ich sprang wieder aufs Klo.)

Mr. Sky, lieber Herr Himmel, so würdest du auf Deutsch heißen, ich wollte im Schnee einschlafen gehen. Ich glaube doch, dass ich jetzt endgültig übergeschnappt bin, habe so genug von dem ewigen Schmerz, von Vaters Stimme im Kopf

(… warum musste ich mich jetzt übergeben, warum gerade jetzt? Nach all den Jahren?)

… Vaters Stimme sagt mir täglich, wie grausig ich und alle Frauen sind. Warum habe ich nicht den Mut zu gehen? Ich habe so genug von der Ablehnung meiner Familie, genug von dem quälenden Zeug, dass mich überall einholt und mich mit dieser Einsamkeit anders unter den Menschen macht. Und bitte sag jetzt nicht, ich sei wieder in der alten Opferrolle. Meine Familie sagt das! Ich könnte sie dann erschlagen, muss aber immer lächeln, sonst passiert etwas ganz Schreckliches. Ich gebe mir wirklich Mühe, da herauszukommen, aber jedes Mal, wenn die das wieder sagen, möchte ich, vor Übelkeit, einfach nur sterben gehen. Ich bin total verzweifelt, Hund! Warte! Ich muss herumlaufen! Ich … So! Ich habe noch eine Tasse Tee getrunken. Die Weihnachtsbeleuchtung, Kindergesichter, das Glockengebimmel, die Leere und Untätigkeit der Feiertage brannten mir unter den Nägeln! Dear old Sky, da wir uns so lange nicht gesehen haben, musst du zuerst wissen, dass ich jetzt, nach dreißig Ehejahren und beinahe zwanzig Jahren in Neuseeland, wieder zurück in Basel und alleine bin. Sam und seine religiöse Sekte sagten mir, ich sei des Teufels, weil ich die Bibel nicht wörtlich nehme. Sam und diese Gemeinde plagten mich damit. Im Namen Gottes trennt die Sekte statt zu vereinen. Sie versuchten, mich zu exorzieren! Sky, ich bin nicht schlecht, aber das verstehen die nicht. Ich bin als Kind innerlich nur so verschoben worden, dass ich mich bis heute nicht zurechtfinde. Ich musste euch verlassen. Ich muss scheinbar alles immer wieder verlassen. Ich muss das wie getrieben tun, denn Mutter sagte, da niemand mich lange um sich ertrage, müsse ich nach einiger Zeit anstandshalber selber gehen. Sie sagte das, als sie mich von Anfang an zu vielen Fremden wegschickte, darum ist es mir bei Fremden wohler als bei den Eigenen. Sagen muss ich dir noch: Meine Tochter und die Enkel, die am Strand in Browns Bay mit dir spielten, wohnen nicht weit von hier, wollen aber für sich sein. Ich hatte immer ein offenes Haus, lud alle ein, aber scheinbar ist es ein grober Fehler, von sich auf andere zu schließen.

(In der Küche suchte ich Schokolade, begann sie gierig in mich hineinzustopfen, denn ich wollte diese blöde Opferrolle nicht. Ich kochte mir eine Pfanne Schokoladenpulver in Milch, trank alles direkt aus der Pfanne, verbrannte mir die Zunge, ließ die Pfanne fallen und flüchtete vor all dem Verspritzten.)

Aus dem Chinesen Xu, nebenan im ersten Zimmer,

wurde mein erster Wahlverwandter statt Qualverwandter. Er erschien wie ein Lebensretter. Er kocht in einem chinesischen Restaurant und brachte mir feines Essen. Ich fand, wenn »die Wahlverwandtschaft« gut genug für Mr. Goethe war, so ist sie auch gut genug für mich, und so adoptierten wir uns als »Bludel und Schwestel«! Jetzt ist Xu in Hongkong. Horch! Oben singen sie gerade »Ihr Kinderlein kommet«, und jetzt »Leise rieselt der Schnee«. Ich brauche Luft, old boy! Ich muss raus!

Leise rieselt der Schnee

Als ich aus dem Haus trat, stolperte ich über einen Fixer, dessen Blut auf das Trottoir tropfte, und rutschte auf einem feuchten Kondom aus. Es fing leicht an zu schneien, leise rieselte der Schnee, ich lief in Richtung Rhein. Ein Mann quatschte mich an: »Ich will vögeln. Kommst du mit?« Ich erklärte ihm, dank der Dunkelheit, stotterfrei: »Die Freude am Sex hat mir mein Vater als kleines Mädchen verdorben.« Ich hoffte auf eine menschliche Regung ohne Sex. Er lief weiter, und ich regte mich maßlos über mich auf. »Himmel, A… und Zwirn!« In die Eier hätte ich den treten sollen! Warum war ich so naiv und blöd? Warum so ein Kind? Und warum immer dieses untertänige Kuschen und diese Angst?

Eine Erinnerung stieg in mir hoch. Ich sah Mutter, und wie sie im Café des Altersheims hinter vorgehaltener Hand mit meiner Tochter redete und dabei mit spitzem Finger böse auf mich, die sie überraschen wollte, zeigte.

Schockartig erhielt ich die Antwort! *»Ich habe Angst, weil ich es nicht ertragen könnte, wenn mich gar niemand je mögen würde, meine Eltern nicht, die Partner nicht, meine Kinder nicht, die Enkel nicht und nicht einmal so ein dahergelaufener Trottel!«*

Ich schaute auf den Rhein. Mir wurde schlecht. Vater wiederholte seine Worte in meinem Kopf, wie das Thema einer Symphonie: »Frauen stinken! Frauen sind grausig! Schäme dich, weil du eine Frau bist und beim Pinkeln hocken musst! Schäm dich!« Diese Worte begleiteten mich überall, in der Tram und überall, ununterbrochen, bei allem, was ich tat. Ich würgte, hielt mich am Ufergeländer fest und dachte, dass ich sicher noch vor einer Vergewaltigung sagen würde: »Entschuldigen Sie mich bitte einen Augenblick, ich muss mich zuerst waschen!« Wie hatte Sam es gehasst, wenn ich jeden Morgen ins Badezimmer raste, um diesen Körper, welcher der Falsche war, zu waschen. Mein Vater wollte keine Tochter. Seine allmorgendliche Begrüßung war: »Alle Frauen sind minderwertig und stinken, und jetzt setz dich auf den Korbstuhl und mach die Beine breit für meine Inspektion«; und er roch an mir, während er onanierte, und ich konnte nicht weg, denn ich war gar nicht vorhanden und ich schluckte meine Kotze, so dass er mich nicht an den Ohren riss … mir wurde wieder speiübel. Ich trat gegen den Rinnstein, ging ein Stück weiter und den ersten Baum umarmend, kotzte ich ihn an!

Vor dem Haus des christlichen Zufluchtsortes neben meiner Wohnung tanzte eine Gruppe von Menschen. Sie hüpften und klatschten in die Hände zu dem exaltierten Gesang: »Dies ist der Tag, dies ist der Tag, den der Herr gemacht, den der Herr gemacht.« Ich kotzte in die Gosse, mir war noch elender. Mit einem Schlag erlebte ich noch einmal die ganze verdammte Vergewaltigung im Namen Gottes von Sam, seiner Gemeinde und ihrem amerikanischen Missionar, Hobart Freeman. Im heiligen Namen Gottes lehnten sie mich ab, erwarteten sie mein Zungenreden als Beweis, das ich richtig glaubte, und ich *musste* mich entscheiden *wegzugehen, um nicht durchzudrehen,* denn selbständiges Denken wollte und konnte ich mir nicht bis an mein Lebensende verbieten lassen.

Plötzlich sagte die Frau, die, die in mir erwachsen werden wollte: »Tu doch nicht so saudumm, du blöde Kuh! Sag jetzt bloß nicht, du hast dich neben Sam nicht entwickeln können. DU *hast gewählt, so lange bei ihm zu bleiben! Komm dir jetzt bloß nicht noch als Märtyrerin vor! Du hast immer noch Angst, voll verantwortlich und erwachsen zu sein. Nimm dich nicht so wichtig!*«

Gehässig murrte ich: »Nenne mich nicht blöde Kuh! Ich bin ja gegangen! Du kannst dir gar nicht vorstellen, wie viel Mut das brauchte, also halt dein dummes Maul!«

Zurück, vor dem Haus, merkte ich, dass ich den Schlüssel vergessen hatte. Ich klingelte oben. Der nettere der beiden Hausmeister öffnete das Fenster und rief: »Wär isch es?« Ich winkte hinauf. Er musste herunterkommen, da inzwischen jemand die Haustür abgeschlossen hatte. »Schöne Weihnachten«, sagte er. »Ich bin alleine«, sagte das Kind in mir mit weinerlicher Stimme und dachte dabei an die freundliche Art der Kiwis, von denen so manche ein offenes Haus gehabt hatten, besonders an »Merry Christmas!«

»Gute Nacht.« Er stapfte die Treppe zu seinem Schweizer Klan empor.

Ich sehnte mich nach meiner Tochter und den drei Enkelkindern, die zwanzig Tramminuten von mir entfernt Weihnachten feierten. Warum machten sie mir so ein schlechtes Gewissen, als ich nach Neuseeland ging? Dürfen Mütter von erwachsenen Kindern kein eigenes oder total anderes Leben wählen? Meine Kiwifreunde hatten jedes Mal, wenn ich wieder nach Basel flog, gesagt: »Du bist verrückt! Zu denen würde ich nie mehr auf Besuch gehen. Vergiss deine blöde Mutter und den Schwiegersohn!«

Durfte man so denken?

In der Straße, wo du wohnst …

Zum Glück hatte ich die Tür zu meiner Wohnung nicht abgeschlossen! Ich trat ein, legte das Requiem von Mozart auf und zündete die Kerzen zum Schreiben an: »Ich komme mir in dieser Familie, seit ich mich erinnern kann, als der abscheulichste Mensch auf Erden vor, und das tut mir nicht gut! Warum will ich unbedingt von Leuten akzeptiert sein, wenn es mir doch um sie herum überhaupt nicht wohl ist?«

Ich kratzte mich am Kopf. Das war ganz neu!

»Ich habe es doch auf alle Arten versucht! Und wenn sie das weder erkennen noch schätzen, so gibt ihnen das keinen Freipass, mich schlecht zu behandeln. Die wollen einfach keinen Kontakt mit mir! Was sollte denn dieser unglückliche, nie endende Familientanz? Warum sollten sie mich mögen? Und wer sagt denn, dass ich sie mögen muss?«

Ich stand auf.

Auf dem Stuhl in der Ecke stand das Weihnachtspaket, das ich für Sam und Sky vorbereitet hatte. Ich streichelte den grünen Pullover, der zu Sams grünen Augen passte: Das dreieckige Halstüchlein für den rabenschwarzen Hals unseres Hundes legte ich auf meinen Schoß. Drei Nächte hatte ich damit geschlafen, so dass Sky mich noch mal riechen konnte. Aber auf diese verdammte Clarapost, gegenüber unserer Vergangenheit, war ich noch nicht gekommen. Diese Erinnerungen verursachten mir einen Kloß im Hals, weil meine Wohnung ausgerechnet in der Straße war, in der

Sam und ich einander vor vierzig Jahren kennenlernten, und wo wir vor unserer Hochzeit gegenüber dieser Post zusammenwohnten! Ich rieche noch den Geruch der Chemikalien, die Sam in seiner Dunkelkammer am Claragraben zum Entwickeln gebrauchte.

Danach hatten wir unser Haus gebaut, 1968. Ich gebar unsere Tochter und konnte mein Kind aus meiner ersten Ehe, dank Sam, zu uns nehmen, als sie sechzehn war. Endlich konnten die schmerzhaften »Hallo-und-Goodbye-Zeiten«, alle drei Wochen, seit mein Kind zwei Jahre alt war, für uns aufhören. Das dachten wir.

Wir feierten drei Jahre lang unsere, in Basel legendären, Openhouse-Parties.

Sam hatte da schon Depressionen und begann, mehr Rotwein zu trinken. Wir stritten auch im Bett, weil ich angeblich »eine Flasche« war.

Ich: »Wenn du mir mehr Zärtlichkeit geben würdest, so könnte ich dir mehr Sex geben.«

Er: »Wenn du mir mehr Sex geben würdest, könnte ich dir mehr Zärtlichkeit geben!«

Plötzlich wurde mir bei diesem Zurückblicken schwindelig. Alle Erinnerungen vermischten sich. Trotz eines schmerzhaften Hämmerns im Kopf versuchte ich, die Reihenfolge vor der Auswanderung zu rekonstruieren. Zuerst wurde Sam noch schweigsamer. Er weinte. Kam dann zuerst die Religion oder das mit Sam und meiner Tochter oder der Tod von Sams Mutter, der Verdacht auf einen Herzinfarkt bei Sam, die Ferien mit Arlette oder Sams Gelbsucht, von der er »durch Jesus geheilt worden war«? Ich kann mich nur an den grauenhaften Abschied im Pfarrhaus am Tag vor unserer Auswanderung erinnern, als man meine Mutter, Arlette und mich schreiend auseinanderreißen musste. Seit meinem Anfang wurde ich ja ver-»rückt«, wie ein Kleiderschrank im Kinderzimmer, und alles ist seither für mich verschoben. Eine Unrast, die in mir alle Ruhe zerreißt, trieb mich zur Dauerflucht, und ich muss weinen, wenn ich daran denke, wie meine Jüngste sagte: »Mum, auch wenn du hier bist, bist du oft gar nicht hier.«

Und die Ältere meinte: »Mensch, bist du hyperaktiv, Mami!«

Ließen meine Lieben sich deshalb nicht lieben? Malte ich deswegen meine Lippen, wegen der Jahre des Maulkorbs, so knallrot an?

Ich kann auch jetzt oft nicht »dableiben«, wenn ich nicht »abhebe«. Ich möchte mit Margrit sprechen können! Ich bin in solcher Not. Ja! Schnell eine schöne Geschichte! Dann könnte ich sie ihr vorlesen! Ja!

»Dieser Abendritt damals, war so wunder-, wunderschön! Ich habe Lust, ihn mir sogar selber noch mal zu schildern, so dass ich diese Zeit der Schönheit – und mich darin – nie, nie vergessen werde, denn jetzt, jetzt habe ich, wie als Kind, außer Scham und Verwirrung, meistens kein Gefühl, welches mir zeigt, dass es mich gibt. Früher schnitt ich mir Wunden oder brannte mich. Heute reiße ich mir nur noch alle meine Finger und die Lippen blutig. Meine Tempotaschentücher sind wieder mit tausend roten Punkten übersät.

Bevor Sam auswandern wollte, hatten wir einander unter dem Druck der religiösen Gemeinde vieles zu beichten gehabt. Ich hatte ihm gegenüber viel gesündigt und war in seinen Augen schuldig, so dass es ihn in zu große Nähe zu meiner Teenager-Tochter trieb. (Was schreibe ich da?)

Das kann nicht stimmen, denn nicht meine Mutter war für die Taten meines Vaters verantwortlich. Nur er! Hatte ich meine älteste Tochter, wie meine Mutter mich, auch im Stich gelassen? Hassen sie mich darum? Warum merken das, laut Statistik, fünfundneunzig Prozent der Mütter nicht?

Als ich danach sagte, ich wolle jetzt nicht mehr nach Neuseeland gehen, fragte er: »Willst du noch mal eine Familie kaputt machen«, und ich dachte an mein Suchen nach Zärtlichkeit außerhalb der Ehe, und an alles, was Sam für mich und Arlette getan hatte.

In Neuseeland wollten wir, alle zusammen, neu anfangen. Aber Arlette wollte nicht mit, und in Neuseeland ging es mit der Zeit auch nicht. Mit mir geht nichts! Ich vermisse das warme Fell meines Hundes. In Neuseeland gibt es ein Gedicht von einem Schafhirten:

Pull up another dog, m'e lads,
pull up another dog, to keep y'e warm,

Vergiss es! Deine Eltern lachen dich aus, und sagen, du kannst gar nichts, wie andere fertigbringen. Es hat keinen Sinn für dich, irgendetwas zu versuchen. Du bist eine Null, eine Ehebrecherin, eine Schlampe. Dein Vater hat mit dir, neben der Mutter, vier Jahre lang die Ehe gebrochen, wie solltest du es da besser machen …

pull up another dog, m'e lads
to keep y'e warm till dawn.*

* Zieht doch noch einen Hund zu euch heran, meine Kumpel. Zieht doch noch einen Hund heran, um euch warm zu halten, um euch bis zum Morgengrauen warm zu halten.

(... noch ein verglühter Kochtopf. Ach Gott, was bin ich für eine Versagerin, und ist ein Kochtopf nicht ein Muttersymbol?)

Wie hatte ich nur den Mut gefunden, von Neuseeland wegzugehen? Ich glaube, ich fand ihn zum ersten Mal, als ich den Hund gerettet hatte und ihn einfach mit nach Hause nahm und zu ihm stand. Ich glaube, in dem Moment fing ich an, auch zu mir zu stehen.

Das Leere-Nest-Syndrom kam auf den Hund

Ich erinnere mich gut, wie ich nach dem Abendritt, während du gewartet hast, zum ersten Mal mit dir im Auto zu uns heimfuhr, Mr. Sky. Von der Garage führte ich dich am Seil durch den Garten und klopfte an unsere Tür.

Sam kam heraus, warf einen Blick auf dich und sagte: »Nein! In diesem Alter will ich keinen Hund mehr.« »Nein« schien sein Lieblingswort zu werden.

Ich staune heute noch, wie ich mich sagen hörte: »Aber *ich* möchte in diesem Alter noch einen Hund!« Er schaute mich überrascht an. Ich sprach weiter: »Ich ho-hoffte, wi-ir könnten ihn für eine Woche aus-ausprobieren? Einfach mal schauen, wie es geht und wie er sich be-benimmt?« Sam ging schweigend ins Haus. Ängstlich fragte ich mich, ob Sam schmollte. Du liefst hinter ihm her. Sowie du im Haus warst, Hund, schienst du genau zu wissen, was du zu tun hattest, um Sams Herz zu erobern. Als er sich setzte und seine Knie übereinanderschlug, um die Zeitung zu lesen, legtest du dich neben ihn und platziertest deine Schnauze auf seinem oberen Schuh. Dabei schieltest du treuherzig zu ihm hoch.

Sam sagte: »Well«, tat aber, als sei er nicht im Geringsten von dir beeindruckt. Ihr zwei schautet euch mit gegenseitigem Respekt an, du lieber Strolch, du!

Es war danach Sam, der die alte Kindermatratze vor die Haustür legte. Es war auch Sam, der dich dort an einem längeren Seil für die Nacht anband. Und da es kühl war, war es auch Sam, der die rote Wärmelampe aus der Garage holte, sie über dir anbrachte und anknipste, Doggy. Vom Licht ganz rosa gefärbt, schautest du verwundert zu dieser Lampe hoch. So ulkig lugtest du aus dem Schafspelz, den Sam ebenfalls auf dieses neue Hundebett gelegt hatte, dass wir beide loslachten.

Sammy sagte: »Der schaut aus wie eine Dame aus dem Rotlichtmilieu!« Es war lange her, seit wir vor dem Zubettgehen so leicht miteinander gelacht und geplaudert hatten. Zum ersten Mal, seit Belinda ausgezogen war, fühlte ich mich mit Sam entspannter. Ich war sehr glücklich, dich gefunden zu haben, mein Hund.

Später, im Bett – *es fühlte sich an, als sei es gestern gewesen* – streckte ich im Dunkeln meine Hand zu Sam hinüber, und er hielt sie für eine Weile, bevor er sich wegdrehte.

Wie viel unterdrückter Groll, über den wir nicht sprechen konnten (oder wollten), muss da bei uns beiden angestaut gewesen sein! Wie viele Ehen wohl an solch heimlichen Ressentiments still verzweifelt leiden und abstumpfen? Wie leise eine Ehe über die Jahre zerbröckeln kann, um sich dann wortlos, auf leisen Sohlen für immer, davonzuschleichen.

Das Getrampel im Treppenhaus und die Weihnachtsglocken von Basel brachten mich zurück. Mit dem Buch *Buddhas Revolutionärer Weg zum Glück* von Sharon Salzberg* legte ich mich in meinen Kahn! Im Bett wurde es mir schon am Anfang des Buches wohler: »Das Leben der meisten Menschen ist geprägt von der Angst der Nähe: Nähe zu sich selbst und Nähe zu anderen. Um die Überwindung dieses Schmerzes – der gleichzeitig Ausdruck tiefer Sehnsucht nach Verbundenheit ist – geht es in der Metta-Meditation, durch die wir lernen, ein von persönlicher Zuneigung unabhängiges Wohlwollen allen Wesen gegenüber zu entwickeln. Metta ist der Pali Ausdruck für Güte/Wohlwollen, und ist eine der buddhistischen Haupttugenden.«

Mein liebster Freund, mein Computer

Aufpassen musste ich, um nicht in das schwarze saugende Loch ohne Boden zu stürzen, nachdem mir bewusst wurde, wie viel ich endgültig loslassen musste: Sam, meine Tochter, unser Haus am Meer, die Silverdale-Farm, unseren Hund, mein Pferd, unsere Freunde, meine Lieblingsklamotten, Sicherheit, Schmuck und alles, was mir dort lieb war, denn wie beim Anstoßen einer Zehe stieg der Schmerz ganz langsam ins Nervenzentrum.

Hilfreich war mein Computer, dem ich vieles, wie einem Kumpel erzählte, und nur wenn ich wie eine Süchtige,

* Sharon Salzberg: *Metta Meditation – Buddhas Revolutionärer Weg zum Glück*. Arbor Verlag, 2003.

schrieb, konnte ich die Sinnlosigkeit des Vakuums um mich einigermaßen ertragen. In den Schreibpausen schrieb ich im Kopf weiter und schwebte so, gefühllos taub wie nur möglich, von einer Schreibzeit zur nächsten, wenn ich mich nicht in Neuseelands Naturgeschichten flüchtete.

Es besserte sich, als ich endlich eine bezahlte Arbeit und eine günstige Wohnung fand, aber zu allem, außer dem Schreiben, musste ich mich diszipliniert zwingen. Ich gähnte und stellte den Computer ab, denn auch heute musste ich das Schreiben unterbrechen. Am Claraplatz kaufte ich Esswaren ein und im Brockenhaus suchte ich nach einem billigen Kochtopf, da ich während des Schreibens schon wieder das Teewasser vergessen hatte und ein weiterer Topf, wie ein Stern, verglühte. Der Stiel war geschmolzen, ob das Einatmen des Rauchs giftig ist?

Nachdem ich meine Einkäufe in der Wohnung verstaut hatte, versicherte ich meinen Freunden per Fax, Mail oder Telefon, dass ich mich melden würde, sobald mein viertes Buch fertig sei. Es war höchste Zeit für den Englischunterricht, den ich an der Sprachenschule gab. Ich raste los!

Nach der Arbeit, bei der es in den Konversationsstunden recht lustig zugegangen war, spazierte ich am Rheinufer entlang.

Dieses Basel hatte mich einfach nie losgelassen! Ich atmete seine chemische Stinkluft genüsslich ein und dachte: »Heute Abend kann ich die ganze Nacht schreiben, da ich morgen frei habe!« Rasch sprang ich die Treppe zu meiner Lieblingsbrücke, der Mittleren Brücke, hoch und schaute über die Fähre zum Münster mit seinem »Wybärtli*«-gemusterten Dach. Vor unserem roten Rathaus mit dem goldenen Türmchen stieg ich, heute zum zweiten Mal, in eine quietschende grüne Basler Tram. Das Quietschen steckte mich an, und ich wurde selber quietschfidel. Ich glaube, es ist dieses spezifische Quietschen, das in mir die einzige Zeit der Geborgenheit mit Mutter in Basel wachruft.

Geborgenheit? Ich erinnerte mich plötzlich: Im Kinderzimmer am Weiherweg bei der Schützenmatte war ich an einem Sonntagmorgen aufgewacht, weil ein Kind auf der Straße laut und mehrmals »Mami« rief. Gehässig kam darauf die Stimme meiner Mutter aus dem Zimmer nebenan: »Warum weckst du mich so früh am Sonntag?« Ich rief schnell: »Es ist ein Kind auf der Straße, das ruft!«

Wenn ich manchmal zu Mutter in ihr Bett kuscheln durfte, schlief sie weiter und ich nahm eine lange Schnur mit einem Schlüssel und verknotete und entknotete diese Schnur, bis wir aufstanden.

Aber wirkliche Heimeligkeit erlebte ich nur einmal bei meinen liebsten Pflegegroßeltern in Rapperswil *(Ich weinte nicht als Vater starb)*. Ich glaube, ich konnte nur am Leben bleiben, weil ich einmal kurz erlebte, wie wohlig und geborgen es in einer Familie sein kann und wie das ist, wenn sich eine Familie an einem freut! Das Gefühl vergesse ich nie, denn das hält mich warm. Kinderheime zogen mir den Bauch zusammen, so dass ich weder essen noch schlafen konnte. Ich half mir, in dem ich mir immer sagte: »Auch dort wird es ein Bett für mich geben, und im Bett ist man sicher und hat seine Ruhe.«

* Eine kleine Basler Halstablette, die schwarze, rhombenförmige GABA-Wybert-Pastille.

Vor dem dritten Kinderheim hatte meine Mutter mich zum besten Kinderarzt am Petersplatz geschleppt. Vor mir erzählte sie ihm meine Untaten. Er sagte nur: »Das Kind ist sehr nervös. Es hat einen Tick. Solches Augenblinzeln ist gestört! Alle seine Nägel sind abgekaut. Das Kind ist ein Narziss. Es muss unter andere Kinder!« Als Mutter nach dem Arztbesuch mit mir über den Petersplatz lief, sagte sie mit angeekeltem Pfui-Ton: »Äää! Du bist ein Narziss! Ein Kinderheim wird dir guttun. Und heule ja nicht, sonst machst du Mami wieder traurig.«

Erst Jahre später fand ich heraus, dass ein »Narziss« ein Mensch ist, der von ungeliebten Betreuern, die von ungeliebten Betreuern, die von ungeliebten Betreuern etc. erzogen wurden und so, durch dieses Liebesmanko, ihre Kinder nicht zu lieben wussten und diese weiterhin zu liebesunfähigen Menschen mit einem Manko an Stelle eines Herzens heranzogen.

Mit diesen Erinnerungen im Kopf fuhr ich mit der Fähre vom Großbaslerufer unterhalb der Hebelkirche zurück über den Rhein zum Kasernenufer ins Kleinbasel, und weil mir das so gut gefiel, fuhr ich noch einmal hin und zurück!

In meiner Wohnung verschluckte mich die Leere. Ich setzte mich daher gleich hin und schrieb in den Computer: »Schreiben ist besser, als mir die Haut um die Finger wegzubeiß-reißen, bis alles wund ist, brennt und blutet! Alles ist besser, als in das schwarze Loch zu fallen, denn ich habe verschiedene Personen in mir, die mich alle übernehmen wollen, und das macht mir solche Angst: Da ist der schreiende Säugling, der gehalten werden will, aber nicht weiß, wo die Wärme, die er braucht, zu finden ist; da ist das heim-

wehkranke Kinderheimkind, welches in jedem Land ein Haus und die Mutter sucht und sich immer nach noch mehr Nähe sehnt; da ist das steckengebliebene, zerschundene, frierende Kind in der blutigen Vater-Höhle, welches sich über seinen Mädchenkörper schämt; da ist der zu kurz gekommene Teenager, der toll vor Nachholdrang alles zur selben Zeit gierig »tun und lassen« will, und das, was er hat, nicht schätzen kann, da er sein Manko nie, nie (durch äußere Dinge und andere Menschen) auffüllen kann; und da ist die junge Frau, die vor lauter Wunsch zu gefallen in ihren glühenden Kinderpantöffelchen feststeckt und rastlos tanzen muss und darum in keine erwachsenen Schuhe passt ...«
Das Telefon klingelte, Sam!

Es gehe ihm nicht gut! Er sei umgefallen! Draußen vor der Garage sei er umgefallen und, wie er sagte, »aufs Kreuz«. Und beim Lauschen seiner religiösen Kassetten habe er einen Hörsturz gehabt! Rückwärts sei er in eine Fensterscheibe gefallen und einen Seh-sturz habe er auch gehabt! Er könne kaum sprechen. Sein Kiefer würde zittern, weil er sich wegen des Parkinsons immer wieder verklemmt! Ich stellte mir das vor, und Tränen erstickten meine Stimme. Er tat mir so entsetzlich leid. Ich wollte Versöhnung, ich wollte Familie! »Sam, s-soll i-ich zu dir ko-kommen?«

»Nein!«

»Willst du nach Ba-Basel kommen? A-alle unsere Freunde würden sich freuen. Ich wü-, ich würde di-dich gerne pflegen.«

»Was soll ich in Basel? Ich habe jetzt ein Haus in einer Alterssiedlung mit Garten am Meer gekauft. Ich habe einen Knopf zum Drücken, falls ich Pflege brauche. Ich trage meine Krankheit für Jesus. Ich bin sein Diener. Eine Frau möchte ich nie mehr! Ja nicht!« Er betonte das so spöttisch, dass sich alles in mir verkrampfte. Ich weinte leise.

»Liest du immer noch buddhistische Bücher? Ich würde dich nicht ertragen mit deinem fremden Gott.«

»Schau-au gut zu dir, lieber Schatz. Du, du sagtest doch immer, man solle auf E-Erden noch alles in Jesu Namen hei-hei-eilen. Falls du mich je sehen mö-möchtest, wä-ä-re ich dazu bereit.«

»Nein. Ich hänge jetzt auf.«

»Da-danke, dass du angerufen hast. Ich werde dich und die Er-Erinnerungen an unsere schönen Zeiten im-immer lieb haben. Weißt du noch, der Flötenspieler und das Fliegenpilz getüpfelte Kind am Strand von Onetangi? Belinda hatte ihren ersten Schulball …«

»Ciao.«

Ich lag den Rest des Tages wie ein halbtoter Fisch herum. Ich hätte mich, mein Leben und alles sogleich für Sam wieder aufgegeben. Ich wollte zu jemandem gehören. Ich wollte, dass jemand zu mir gehört, ich wollte endlich eine Familie, die zu mir steht, endlich zu mir steht. In dem Moment kam der Song »Stand by me« im Radio, und ich stellte ab. Später, als ich das Radio wieder andrehte, hörte ich: »It's my life! It's now or never! We ain't gonna live forever …«

Beim Spiegeleibraten dachte ich an das Telefongespräch und verglich es mit den früheren Anrufen von Neuseeland in die Schweiz. Es war wieder viel Wasser den Rhein hinuntergeflossen seit der Sylvesterfeier im heimeligen Haus meiner Freunde Michelle und Erik, als mir beim Anstoßen mulmig wurde wegen der fehlenden Telefonwünsche der vergangenen Jahre. Damals hatten wir zum Neuen Jahr von Neuseeland und der Schweiz aus so freudig in den Hörer geschrien, als ob wir uns nur so am anderen Ende der Welt hören könnten: »Happy New Year Arlette! Happy New Year Mami!« Und nach vielen Liebesbeteuerungen, »Eins, zwei, drei, ciao ...«, hatten wir heulend aufgehängt!

Warum diese sehnsuchtsvolle Liebe aus der Entfernung, und nun so abscheulich abweisend hier? Warum hörte ich, jetzt, wo ich wieder zurück war, seit vier Jahren weder zu Weihnachten, zum Muttertag noch zum Geburtstag etwas von meinen Kindern? Wofür musste ich jetzt bestraft werden?

Wie üblich hatte ich auch dieses Jahr Pakete sowie glitzernde Kalender mit Türchen zum Öffnen an alle verschickt. Trotzdem mich mein Schenkzwang belastete, wusste es die Mutter in mir nicht besser.

Ich aß langsam, stocherte im Eigelb und grübelte. Unsere Ehe hatte einer Waage mit Konkurrenzschalen geglichen. Hatte der eine Erfolg, Lebensfreude oder mehr Zuwendung, musste der andere, statt sich am Partner zu freuen, nachziehen und ihn übertreffen, um sich als gleichwertig zu beweisen. Wie sehr haben wir einander dadurch verletzt. Es war ein Machtkampf, der uns lieblos werden ließ. War das Rache für alles, was wir voneinander erhofft hatten und beide nicht erhielten? Unter Leuten waren wir verkrampft und saßen wie auf Kohlen, wenn der eine »schon wieder« von seinem Buch und dem Thema »Missbrauch«, und der andere »schon wieder« von seiner religiösen Überzeugung redete. Warum machen viele Paare, die sich einst gut mochten, einander mit der Zeit gegenseitig so kaputt? War es, weil wir beide in unseren Kindermankos steckengeblieben waren? Ich sah mich, mit meiner Sucht nach Verständnis statt alltäglicher »Leicht«-igkeit *jede Art von Oberflächlichkeit hassend!* Ich wollte für die Meinen tiefer, wertvoller und echter als meine Eltern werden, wollte ihnen Bereicherndes schenken – *und ich ging ihnen damit nur auf den Geist!*

Ich sehe den Humor in den Augen meiner hübschen Tochter, und höre, wie sie mit lustigem Augenaufschlag sagt: »Musst du immer so tiefschürfen, Mum! Deep, deep Mum!« Ich würde sie jetzt so gerne umarmen! Erst jetzt kann ich erkennen, wie sehr Eltern mit psychischen Störungen ihre Kinder belasten! Dabei glaubte ich, die beste Mutter zu sein, da ich versuchte, *die* Mutter zu sein, die ich gerne gehabt hätte. Aber meine Kinder werden mir nie verzeihen, dass ich, nach dem Rollenmodell meiner Mutter, von ihnen auch eine Art »Mutter-Freundin-Rolle« erwartete, während ich, wie meine Mutter, in der »Kinderrolle« steckengeblieben war. Konnte denn wirklich keiner etwas dafür, wie er sich benahm?

Ich stellte Wasser auf und ließ mir ein heißes Bad einlaufen. Als ich aus dem Bad kam, war das Wasser auf dem Herd verdampft, der Kochtopf schwarz, der Knopf im Deckel geschmolzen. Wegen des Fichtennadel-Badezusatzes hatte ich den Gestank nicht bemerkt. Hilfesuchend schaute ich zum Computer und fragte mich zum abertausendsten Mal, warum ich mit dem Strukturieren meines neuen Buches solche enormen Schwierigkeiten hatte?

Verzweifelt ging ich zum x-ten Mal durch die über tausend Seiten, um den roten Faden zu suchen, und wieder verlor ich mich aufs Neue, denn es war, als ob ich in traumatischen Zeiten unterging und steckenblieb, wenn ich in sie hineinging, um aus ihnen herauszukommen. Und trotzdem war Schreiben für mich wie das Eintauchen in eine warme, wohlige Badewanne. Nur der ständigen Vater-Stimme und der grauenhaften Angst vor Weihnachten konnte ich nicht entfliehen.

Ob ich weitermachen mag

Ich hatte an der Weihnacht, nachdem Glen gegangen war, in mein Heft geschrieben:

> Millennium! Hurra! Zu Silvester geht die Welt vielleicht unter!
>
> Neu erscheint der Weihnachtstag,
> er fragt mich, ob ich weitermachen mag,
> es ist vorbei die finstere Nacht,
> dank dem Tag,
> den die schöpfende Kraft
> auch für mich gemacht!

Ob ich weitermachen mag, fragte ich mich, seit ich neun Jahre alt war, immer und immer wieder. Aber auch nach Glen und nach der zweiten Weihnacht ohne ihn ging es wieder weiter. Nachdem der Himmel sich nach dem Heiligen Abend über meinem schneebedeckten Balkon lichtete, erinnerte ich mich daran, dass meine Freunde, Pam und John aus Neuseeland, im Sommer auf ihrer Weltreise zu mir nach Basel kommen wollten. Und als ich meine Spuren im Schnee betrachtete, hatte sich der Himmel aus seiner Dunkelheit in zarte rosa und hellgelbe Farbenschwaden verwandelt.

Es war Pam gewesen, die bei einem Nachtessen in Auckland vor Jahren gesagt hatte: »Olivia, warum lächelst du immer? Das Lächeln in deinem Gesicht ist wie eine gefrorene Maske. Es ist so unecht!«

Ähnliches hatten dann auch Therapeuten in Europa gesagt, als ich nach der Lesetournee in Bad Herrenalb ein Psychotherapeutenpraktikum machte. Sie gaben mir dort zwei Wochen »Lächelverbot«! Und so, wie ich geglaubt hatte, lächeln zu müssen, hatte ich auch geglaubt, Sex geben zu müssen, wenn ein Mann das wollte, denn so hatte ich das von Vater eingeprügelt bekommen: »Für was sind Frauen gut? Die angestauten Samen im Sack explodieren und bringen einen Mann um! Wenn du einen Mann anlächelst, bist du ein ›Cock-teaser‹ (Penis-Reizer), falls du ihm das, was das Lächeln verspricht, nicht gibst.«

Wie sagt eine Frau in einer Ehe oder Beziehung »Nein«, ohne schlimm dafür bestraft zu werden, ohne dass ihr Alltag nicht zum Alptraum wird?

Meine Finger waren meistens wund, da ich ohne es zu merken daran biss, riss, schibbelte und schabte. Mit dem Lächeln deckte ich alles zu, auch meine Angst.

Das Lächeln wollte der ganzen Welt beweisen, dass ich (trotz allem) liebenswert war! Es war ein verlogenes Lächeln aus Trotz; ein Lächeln, um nicht loszuheulen.

Erst seit ich vor einigen Wochen bewusst begriff, wie fürchterlich das wäre, wenn Nachrichtensprecher zu ihren

Berichten andauernd lächeln würden, konnte ich richtig Be-»greifen«, dass ich nicht ununterbrochen lächeln musste, um eben (da hatte ich es noch tiefer verstanden, was ich tat) zu beweisen, *dass ich so okay wie jeder andere Mensch war und auch ein Recht hatte, am Leben zu sein!*

Ich musste vor dem Spiegel üben, um diese Muskeln entspannen zu lernen.

Wie lange ich die Dinge, die für die meisten Menschen ganz normal sind, nicht »be-greifen« konnte, war zum Wahnsinnigwerden, aber *im Innersten* wusste ich, dass es für mich *einen zusätzlichen Grund* zum Lächeln gab! Weil *ich es geschafft hatte,* bis jetzt zu leben, und weil ich nicht in einer Irrenanstalt gelandet war!

Traumaheilende Ausbildung

Der liebe »Zu«fall

Aber immer wiederholten sich Zeiten von solcher Verzweiflung, dass ich glaubte zu spinnen und nur mit meinem unsichtbaren Hund Sky Englisch sprach. Auch mit meiner Familie redete ich, als ob sie alle bei mir wären. Manchmal schrie ich meinen ersten Mann und meine Mutter an, denn auch ihre Stimmen maßregelten mich in meinem Kopf.

Mutter nannte ich jetzt, weil ich als Kind nie frech sein durfte, eine blöde Kuh, und erging mich danach in Schuldgefühlen und sagte, indem ich nach oben schaute: »Du bist ja *auch* nur ein verwundetes Kind gewesen und wusstest *nicht besser, wie du eine Mutter sein solltest, du liebe, blöde Kuh, du!*«

Viele Tage lang mochte ich nicht aufstehen, aß und trank nichts, schrieb Tag und Nacht im Bett und fragte mich, ob mein Schreiben eine Art von Selbstmord war. Die Funktion eines Rettungsringes, um nicht unterzugehen, hatte das Schreiben schon, aber es war auch das beste Mittel, um nicht einkaufen, essen, trinken noch schlafen zu müssen! Und als es mich immer mehr Mühe kostete, in meinem neuen Buch Ort und Zeit auseinanderzuhalten, und ich den Faden gar nicht mehr finden konnte, flatterte eines Tages die Einladung zur Generalversammlung des Schweizer Schriftstellerinnen und Schriftsteller Verbandes in meine Wohnung.

Ich machte mir Mut und fuhr mit dem Zug nach Zürich, aber am liebsten hätte ich mich dort unter dem Tisch verkrümelt! Wie »eine Kleine« verstand ich von den Statuten und Dingen, welche »die Großen« dort besprachen, rein gar nichts, und als wir etwas von uns vorlesen sollten, kam »das Kind in mir« der »Frau, die erwachsen werden wollte« wieder in den Weg.

Unglücklich saß ich danach im Zug nach Hause.

Ein Herr mir gegenüber kam mit mir ins Gespräch, und aus irgendeinem Grund sprach ich von buddhistischen Weisheiten. Zu meinem Erstaunen zog er eine buddhistische Zeitschrift aus seiner Mappe und gab sie mir. So kam es, dass ich den Namen einer Trauma-Therapeutin in Basel fand, sie am nächsten Tag gleich anrief und kurz darauf zu ihr, Ruth, ging. Nach einigen Wochen fragte Ruth, ob ich nicht Lust hätte, diese Ausbildung bei Dr. Levine zu machen.

Das Ganze wurde vom »Zentrum der Inneren Ökologie« in Zürich organisiert, und durch Ruth kam ich zu einem Informationstag mit Peter A. Levine, bei dem ich mich, trotz meiner finanziellen Ängste, für die Ausbildung anmeldete.

Meine Altersrente reichte kaum für meine Wohnungsmiete, und ich fungierte in dem Haus, in dem ich wohnte, zusätzlich als Hauswartin. Die Krankenkasse bezahlte ich von meinem Ersparten, und mit den Einnahmen aus Vorträgen und Kursen wollte ich diese Weiterbildung und damit meine weitere Gesundung angehen.

Ich merkte bald, dass ich mein Diplom erst nach vier, statt nach drei Jahren erhalten würde. Erstens wegen des Abzahlens der Kursgebühr und zweitens, weil ich noch zusätzlich zwanzig Therapiestunden in einem vierten Jahr brauchen würde. Ich wusste nicht, dass meine Krankenkasse vielleicht etwas davon bezahlt hätte. Ich bezahlte alles selbst und putzte, neben meinen neusten Jobs, noch weitere Häuser.

Die Ausbildung würde in drei Monaten mit einer Woche in einem Hotel im Wallis beginnen. Heilen-wollen brauchte Mut, Geld, Energie, Durchhaltekraft, Geduld, Willen und Dauereinsatz! *Alles, was die verursachenden Täter eigentlich bräuchten!*

Wie ein Wunder schien mir alles zuzufallen, und zwar genau dann, wenn ich es brauchte. Einladungen für Vorträge und Lesungen in Altersheimen und Vereinen sowie für Kurse im Erwachsenenbildungszentrum schneiten nur so herein. Es war schwer zu glauben, dass das Interesse an meinem ersten Buch, das nach fünfundzwanzig Jahren ein Klassiker geworden war, immer noch so stark vorhanden war, so dass dieses Buch mir nun regelmäßige Trauma-Therapiestunden ermöglichte!

So konnte ich mich mit Ruth, auf die Ausbildung hin, mit den hilfreichen Methoden von Dr. Levine vertraut machen. Um das Geld schneller zurückzuzahlen, machte ich englische Übersetzungen und gab privaten Englischunterricht, sogar um sieben Uhr in der Früh in einer Werbefirma. Und dazu fand ich ein weiteres Haus und eine Wohnung zum Putzen. Staunend erfuhr ich, wie das Leben immer weiterging und aus was für einem zähen Holz ich geschnitzt war!

Immer erhielt ich genug für meine notwendigen Bedürfnisse, aber nie für unnötige Gelüste oder Gier. Ich musste lernen, ohne Angst zu vertrauen, denn so wie ich Angst zuließ, hörte alles zu fließen auf. Das waren harte, aber umso bereichernde Lebenslektionen!

Schweigeminute

Ab und zu erlebte ich Rückfälle und weitere existenzielle Ängste. Allzu oft grübelte ich noch der Situation mit Sam und meinen Kindern und Enkelkindern nach, aber eines Tages riss mich ein Telefonanruf aus meiner Lethargie, als ich wieder einmal vor Schwere kaum über den Rand meines Himmelbettes kam. Eine Lehrerin einer Schule in Buchrain fragte an, ob ich zum Thema »Was ist Missbrauch?« in einem Konfirmandenlager eine Lesung, Diskussion und Arbeit dazu leiten wolle.

Später schrieb ich Folgendes darüber nieder: Zuerst war es in der Konfirmandenklasse unruhig. Ich war wegen des Themas »Missbrauch« ohnehin schon nervös. Verunsichert schaute ich über die zwei Klassen von Teenagern bis hin zu den hintersten Reihen. Unter meinem Blick wurden sie ruhiger. Ein junger Mann, der den Beginn meiner Lesung noch mit lautem Lachen verhinderte, fiel mir wegen seiner stachlig gelierten Frisur besonders auf. Er schien sich nicht beruhigen zu wollen. Also sagte ich: »Sie haben eine to-tolle Friese! Die braucht sicher Geschick und Zeit.« Er freute sich sichtlich, und während meiner Lesung herrschte plötzlich absolute Stille im Saal. Da fragte der junge Mann laut und ohne Warnung: »Sie! Woher nehmen Sie den Mut, so offen zu uns zu sprechen?«

Ich antwortete: »Weil ich aus eigener Erfahrung allzu gut weiß, dass ein missbrauchtes Kind ein missbrauchtes Kind zu viel ist.«

Ich las zu Ende. Interessante Fragen und Gespräche ergaben sich. Da erklang die Stimme des jungen Mannes noch einmal: »Sie! Aber woher nehmen Sie in Ihrem Alter die Kraft für so eine Arbeit?«

Ich sagte: »Es gibt mir Kraft, wenn ich für das Thema von sexuellem Missbrauch mehr Verständnis schaffen kann.«

Er lachte etwas verlegen. Die jungen Leute im Saal lachten mit. Jemand flüsterte: »Mega geil!« Verwirrt lachte ich auch und sagte spontan zu dem jungen Mann: »Ich finde, Sie sind ein Schatz für die Fragen, die Sie stellen. Danke.«

Später gingen wir in die Kirche. Während einer Minute des Schweigens hielten wir alle eine brennende Kerze für die vielen Missbrauchsopfer, die es nicht durch das Leben geschafft hatten. Danach ertönte die Stimme des jungen Mannes von zuhinterst in der Kirche: »Sie! Ich finde es toll, dass Sie mich einen Schatz nannten.«

Die Lehrerin und die jungen Leute luden mich einige Wochen später zu ihrem Gottesdienst ein. Gestaltet hatten sie ihn in den Gruppen, in denen wir nach meinem Vortrag zusammengearbeitet hatten. Sie projizierten Gesichter von neun- und zehnjährigen Kindern an die weiße Kirchenwand und lasen dazu das Gedicht aus meinem ersten Buch*:

* Iris Galey: *Ich weinte nicht als Vater starb.* S. 196 f.

Vater, weisst du, was du mir angetan

du hast meine Unschuld zerstört
in einer Nacht, Vater
ich war erst zehn

du fielst in meine Räume ein
wieder und wieder
es tat so weh, Vater
ich war erst zehn

für mich war kein Platz in dir, Vater
du zerbrachst mir die Brücke
vom Kind zur Frau
ich war erst zehn

vier grausame Jahre
in Missbrauch und Tränen
wie sollte ich reifen, Vater
verantworten lernen und wählen
ich war erst zehn

du zerrtest mich aus den Verstecken
ich hielt ein Buch vor mein Gesicht
und spielte, es sei nicht wahr, Vater
dass du meinen Körper zerreisst
und meinen Willen und mein Selbst

jetzt bist du tot, Vater
schicktest mich hilflos

auf meine Reise durch den Schmerz
bei der an jeder Kreuzung
Schatten meinen Kopf zerquälten

verzweifelt wollte ich Frau und Mutter werden
dich vergessen, roh zwischen meinen Beinen
doch selbst beim Wäschewaschen
fühlte ich mich kindisch
und so fehl am Platz

denn

es wurde jeder Schritt zum Kampf, Vater
frass meine ganze Lebenskraft
seit meine Unschuld tot war
nach einer Nacht und einer Zeit
da war ich zehn

du nahmst mich in Besitz, Vater
jetzt bin ich fünfzig
weine, kämpfe immer noch seitdem
seitdem du mich verdammt hast
zehn zu bleiben

»Bald werde ich siebzig Jahre alt«, dachte ich, als ich unter den Eltern dieser Jugendlichen in der Kirche saß. Da bat mich die Lehrerin nach vorne und überreichte mir ein Foto der ganzen Klasse.

Die jungen Menschen dankten mir. Die Sonne schien hell vor der Kirche, und sehr beschwingt und glücklich stieg ich ins Auto des Lehrers, der mich zum Bahnhof fuhr.

Im Zug war es mir, als ob die Farben vor dem Zugfenster leuchtender vorbeitanzten! Ich spürte meinen Po auf der Bank, die Füße auf dem Boden, die Arme auf den Lehnen, ich spürte mich ein ganzes Stück mehr.

In den Stunden mit Ruth lernte ich mich auf die Art, die ich im Zug erlebte, immer öfter zu spüren.

Wie ich die ersten bezahlten Jobs fand

Mit meinem Vertrauen in das Leben und in mich schien ich immer noch einen Schritt vorwärts und zwei, drei Schritte rückwärts zu machen. Zwischendurch wachte ich in meinem Himmelbett schweißgebadet vor Panik auf, und die Gedanken kreisten. Bald würde die Ausbildung beginnen, Sam hatte unser Haus in Neuseeland noch nicht verkauft, meine Altersrente vom Staat war winzig, da Sam vom Ausland her nicht mehr einbezahlt hatte.

Ich lag ganz still. Im Haus lachte jemand und irgendwo wurde Klavier gespielt. *Ich sagte mir zum abertausendsten Mal, ich solle mit negativen Gedanken und mit der Vergangenheit aufhören.*

Ich stellte den neuen elektrischen Wasserkrug von meiner Freundin Anna an, ließ das Badwasser laufen und spazierte durch die Wohnung, mit dem beruhigenden Wissen, dass der neue Krug sich automatisch abstellte. »Den kannst du beim Schreiben nicht zerstören!«, hatte Anna gelacht.

Ich zog mich an, farblich musste alles immer passen, und heute wählte ich zu der hellgrauen Hose und dem Pulli die roten Schuhe, den roten Schal und den lustigen roten Brillenbehälter um den Hals, dabei dachte ich daran, wie ich Anna auf meiner ersten Lesetournee vor dreißig Jahren kennengelernt hatte und dass wir seither befreundet sind.

Jeder Gegenstand um mich erzählte eine Geschichte. Alles, außer den Geschenken von Freunden, hatte ich aus Second-Hand-Läden und von dem Sperrgut (Büchergestelle, Pult und Glastisch) auf der Straße zusammengetragen. Auf das rosarote Sofa, das ich besonders mochte, setzte ich mich und dachte bei einer Tasse Darjeeling über meine ersten Jobs nach.

Ich stellte sogar vorher rechtzeitig das Badewasser ab!

Anna, ein unwahrscheinlich gütiger Mensch, schneite manchmal zum Frühstück herein, brachte selbstgemachte Marmelade und Suppe, Fleisch, Eier und manchmal auch Schreibpapier zum Ausdrucken des Manuskriptes. »So bin ich auch ein Teil von deinem Buch«, hatte sie gelacht.

Einmal hatte sie ein Inserat aus der Zeitung mitgebracht. Eine Familie suchte eine Englischlehrerin für ihre zwei Buben. Seitdem ich in Basel lebte, hatte ich kaum Rücken- und Genickschmerzen, und mein Stottern war am Verschwinden, daher rief ich voller Vertrauen die Nummer des Inserates an! Ich sollte mich vorstellen, und als ich nach einem langen Weg dort ankam, sah ich einige junge, hübsche Bewerberinnen aus verschiedenen englischsprachigen Ländern, die im Garten vor dem vornehmen Haus standen. Mit jedem der beiden Jungen hatte jede von uns fünf Minuten Zeit.

Als ich mich von dem Neunjährigen verabschiedete, kam der Siebenjährige aus seinem Zimmer. Ich hörte, wie er zu seinem Bruder sagte: »Du kannst die nehmen. Ich nehme die aus Australien, mit den langen Beinen und dem super kurzen Minirock.« Lachend machte ich mich davon.

Auf dem Heimweg kam ich an einem Haus vorbei, das unserem Haus auf dem Land vor der Auswanderung ähnlich sah. Die Erinnerung an die Freude, die wir während des Bauens erlebten, überfiel mich so intensiv, dass ich mich an eine Garagenwand lehnen musste. Sam hatte damals ein Foto gemacht, als ich braungebrannt und lachend im getupften Minikleid mit Decolleté mit einer Schaufel den ersten Spatenstich in unsere Erde gestochen hatte. Am Abend klingelte das Telefon: »Beide Buben haben sich ›für die Frau mit dem weißen Haar und dem lieben Gesicht‹ entschieden«, sagte die Mutter der beiden, und so kam ich zu meiner zweiten Stelle und zu einem Kompliment!

Die erste Stelle, an der Berlitz-Schule, bekam ich auf meiner ersten Silvesterparty. Zufällig war der Direktor dieser Schule unter den Gästen. Drei Wochen später hatte ich die Methode der Schule gelernt, die Prüfung bestanden und konnte dort mit dem Englischunterricht beginnen.

Oft wurde ich von der Berlitzschule abends angefragt, ob ich am nächsten Morgen früh mit dem Zug nach Bern, Luzern, Zürich etc. fahren wolle, um dort einige Tage für einen Lehrer einzuspringen. So kam ich in der ganzen Schweiz herum, verdiente noch dabei und sah die Städte und Berge, nach denen ich mich im Ausland lange Zeit gesehnt hatte. Als Glen bei mir war, kam er manchmal mit, und wir übernachteten zusammen in einem gemütlichen Hotel. Flexibilität war angesagt!

Ich fing all das mit neuer Einsatzbegeisterung an, musste aber hart an meinem Selbstvertrauen arbeiten, um es alles durchzuhalten. Es war doch weitergegangen! Warum hatte ich immer wieder Zweifel?

Dank der Schule in Buchrain mit den Konfirmanden bekam ich weitere Anfragen von verschiedenen Schulen, und da ich die Arbeit mit Teenagern liebte und mein Einkommen langsam zunahm, fühlte ich mich ein wenig erleichterter.

Also, warum sollte es denn jetzt nicht auch weiter so gehen?, dachte ich, während ich in meinem besten Suppentopf, gleich für eine Woche, eine nahrhafte Gemüse- und Fleischsuppe vorbereitete und mir vornahm, aufmerksam zu bleiben!

Ich stellte mir einen Wecker, bevor ich im dritten Zimmer weiterschrieb, aber ich muss eingenickt sein, da ich meistens erst spät ins Bett ging. Oh Schreck! Heiß wurde es mir von Kopf bis Fuß, als ich in die überhitzte Küche raste! Oh, nein! Die ganze Suppe war verkocht! Das Fleisch saß schwarz und zusammengeschrumpft inmitten dessen, was einst Gemüse war! Verkohlt war alles in den verkrusteten, schwarzen Boden des Topfes eingebrannt! Putzen war nicht mehr möglich! Resigniert stellte ich den Topf zum Abkühlen auf den Sims vor dem Fenster. Da galt es, um nicht total an mir zu verzweifeln, nur eines: sofort weiterschreiben! Ich nahm den Laptop mit ins Himmelbett und dachte an die Geschichte, wie ich zu diesem Bett gekommen war.

Das Appenzeller Himmelbett in Basel

Als junge Frau arbeitete ich als Schauspielerin an der Komödie in Basel unter der Leitung des ehrwürdigen Herrn Egon Karter. Einmal war ich sogar auf der Titelseite der

Schweizer Illustrierten, wegen meiner Rolle als »Maiti« im »Steinbruch« von Wälti. Alfred Rasser, unser Schweizer Soldat Läppli, war in diesem Stück mein Vater, und Erwin Kohlund hatte es inszeniert.

Später war ich bei »Frau Holle«, von Maria Schells Mutter gespielt, die Gold-Marie! Als meine Tochter, sie war damals sieben Jahre alt, das Märchen an einem von unseren Wochenenden sah und hörte, wie jemand sagte: »Das isch e härzigs Maiteli«, drehte sie sich empört um und sagte energisch: »Das isch kai Maiteli, das isch mi Mami und mi Mami isch siebenezwanzig!«

Das ist lange her, aber ich kam in dieser Zeit zu einem Appenzeller Himmelbett aus dem Jahr 1732! Ich liebte das Bett, so wie ich den Schauspieler liebte, mit dem ich die grün und orange bemalten antiken Bretter auf dem Dachboden des Glasstetters Antiquitätengeschäfts am Peters-Platz gefunden hatte. Gemeinsam hatten wir dafür vierhundert Franken bezahlt und das Bett in einer Holzkarre über die Mittlere Brücke geschleppt.

Da unsere Beziehung platonischer Art war, sah das Bett uns beide genüsslich zu den Klängen von Mozart frühstücken. Es hörte, wie wir unsere Rollen einstudierten oder wie er mir aus Goethes Faust, Balzac oder Molière vorlas. Nach drei Jahren musste ich ihn verlassen, da ich glaubte, immer wieder alles verlassen zu müssen. Ich fuhr in eine andere Stadt. Er blieb noch einige Zeit in der Wohnung. Als ich ihn aber, wie abgemacht, besuchen wollte, war er weg – mit dem Himmelbett!

Die Zeit verging. Wir heirateten später beide andere Partner. Er zog in die Alpen, und ich wanderte nach Neuseeland aus. Dort fing ich an, Bücher zu schreiben. Mit fünfundvierzig Jahren sah ich auf einer Lesereise um die Welt seinen Namen am Schauspielhaus in Zürich prangen. Ich rief ihn an und erkundigte mich nach dem Himmelbett. Er versprach, er würde mir das Bett zuschicken, wenn ich bei einer Anwältin fünfhundert Franken deponieren würde. Gesagt, getan! Ich deponierte, aber es passierte weiter nichts! Ich musste dann nach Neuseeland zurück, holte die fünfhundert Franken wieder ab und versuchte, die Himmelbettgeschichte zu vergessen.

Als ich mit zweiundsechzig nun wieder für immer nach Basel zurückgekommen war, entdeckte ich die Todesanzeige von ihm in der Baslerzeitung. Ich kondolierte seiner Witwe schriftlich, und fragte, ob das Appenzeller Himmelbett noch irgendwo war. In der Antwort stand, ich solle fünfhundert Franken einzahlen und das Bett würde mir mit einem Möbelwagen zugeschickt werden. Als die Träger mir das Bett in die neue Wohnung schleppten und die Holzstöpsel in die Löcher der Bettladen stießen, strich ich zärtlich über diese nagellosen alten, mir so sehr vertrauten Bretter. Ich schwöre, das Bett wollte genau so sehr zu mir zurück, wie ich mir sehnlichst das Bett zurückgewünscht hatte! Seitdem liege ich auf derselben Schaumstoffmatratze und in meinem geliebten Himmelbett wie damals.

Ich erhole mich darin vom Leben wie in einem Kahn, der sich im Hafen von den Stürmen erholt.

Jedenfalls mache ich, wie Shirley McLaine das von sich erzählt, auch vieles im Bett. Ich lese, schreibe, schaue Fern, esse Ragusa-Schokoladenriegel und trinke literweise schwarzen Tee: Ceylon, Darjeeling, Keemun, Assam, Earl Grey.

Tee ist eine meiner Süchte, neben Schokolade, Bücher, Mozart, Tieren, Filme und dem Schreiben. Wie gesagt, mache ich alle diese Dinge im Bett, nur das, was die meisten Paare im dort machen, macht mir immer noch Angst. Wenn heute so offen gesagt wird, Sex sei »fun«, frage mich, wie das sein muss, mit Sex so unbeschwert umgehen zu können.

»Was dein Vater mit dir tat, wird dich ein ganzes Leben lang immer wieder neu einholen«, hatten viele Leute zu mir gesagt, und ich verstand lange nicht, was sie meinten und weshalb das so sein sollte.

Zum Glück fing meine neue Ausbildung bald an.

Wenn Eingefrorenes auftaut

Bei Peter A. Levine lernte ich, was ein Trauma mit dem Nervensystem macht.

Wir waren im Walliser Hotel an die fünfzig Leute aus verschiedenen Berufssparten. Mit Peter A. Levine sprach ich über meine Schwierigkeiten, und er meinte, ich sei wiederholt re-traumatisiert worden und schleppe, seit meiner Geburt, etliche verdrängte Schocks von einer Lebensphase in die nächste. Das würde die Weiterentwicklung verzerren und darum den Erwachsenenanteil hinter dem Kindlichen herhinken lassen. Ich lachte betroffen und sagte, um diese Mitteilung zu mildern: »Bleiben deshalb neurotische Menschen länger jung?«

»Sie haben recht«, sagte er ernst. »Viele traumatisierte Menschen können über Jahre in der Zeit und im Alter des frühkindlichen Traumas steckenbleiben.«

Ich erfuhr, dass, wenn das Nervensystem von einem großen Schrecken überschwemmt wird, der Sympathikus steigt, um das Adrenalin für einen Kampf oder eine Flucht vorzubereiten. Wenn aber, wie das bei mir der Fall war, über Jahre weder Flucht noch Kampf stattfinden kann, so bleibt das dazu produzierte Adrenalin im traumatisierten Menschen, in Form von Dauerstress, in den Zellen (auch in den Erinnerungszellen) gespeichert. Das bewirkt Hyperaktivität sowie gelernte Hilflosigkeit. Ohne Auflösung kann ein Mensch in seinem Leben, bei einem solchen Trauma, unter allem, was er täglich tut, erstarrt bleiben.

Dr. Levine sprach mir aus dem Herzen, als er sagte: »Ein traumatisierter Mensch rast durch das Leben wie ein Auto auf Vollgas (Dauerflucht), zugleich aber sind seine Bremsen voll angezogen.« Das Bremsen entsteht aus gelernter Minderwertigkeit, Rechtlosigkeit, Orientierungslosigkeit, Mangel an Selbstwert und gelernter Hilflosigkeit.

Vor Erleichterung, da ich mich nach dieser Erklärung persönlich weniger schuldig fühlte, versuchte ich, dies meinen Partnern und Töchtern in Briefen zu erklären. Sie wollten davon nichts wissen. Sie hatten zu jung, zu oft und zu viel davon hören müssen!

Während der Ausbildung verstand ich besser, warum ich so war, wie ich war, und auf die quälenden Fragen zur Teilnahmslosigkeit meiner Familie konnte ich mich mit der Einsicht trösten: *Sie waren wahrscheinlich alle traumatisiert, und darum in ihrem Mitgefühl so erstarrt wie ich, denn es gibt so etwas wie ein Sekundärtrauma. Meine Kinder und meine Partner sind, wie ich, von mir überfordert worden, sind von dem Thema übermüdet, mussten abschalten und auf Distanz gehen.*

Nach der gemeinsamen Anfangswoche traf ich, vier Jahre lang alle zwei Wochen, die Studiengruppe in Basel, um den Umgang mit Klienten zu üben. Einmal im Monat gingen wir zur Supervision nach Winterthur, und zweimal pro Jahr gab es die gemeinsame Arbeitszeit im Hotel im Wallis oder Weggis mit Peter A. Levine und den Therapeuten. Hinzu kamen zwanzig private Trauma-Therapiestunden mit Ruth und anderen Therapeuten, die die Ausbildung schon beendet hatten.

Mir war in Gruppen (Symbol für Familie) nie wohl. Ich glaubte, nicht angenommen zu werden und benahm mich aus Unsicherheit komisch. Vor Angst flüchtete ich, panikartig gleich nach den Essen, wie eine Maus in mein Zimmer und redete mir dort ein, dass ich gern allein sein wollte. Nach diesen intensivsten Gruppenzeiten (in Weggis waren wir hundert Leute) musste ich meine Reaktionen auf die Gruppe verarbeiten. Zurück in Basel besprach ich das mit Ruth, sagte ihr, wie mir das Schreiben bei Margret in Neuseeland geholfen hatte, und schrieb Teile meiner Verarbeitung in meinem Heft auch für sie auf.

Abfalltagebuch für ein Abfallkind

Unter Menschen fühle ich mich »anders« und habe nie das Gefühl, dazuzugehören, und das ist ein nagendes, schmerzendes, ausstoßendes Gefühl, wie ganz alleine in ein bodenloses Loch ohne Ende zu fallen. Mein Vater hatte mich gezwungen, zu seiner Stoppuhr einen Orgasmus zu haben, als er mit seinen groben Daumen und Finger abwechselnd rieb. Also dachte ich, dass andere Leute solche Qualen sicher nicht verdienten wie ich. Die verdienten geliebt zu werden, sie hatten Geschwister, Ausflüge, Geschenke, Feste und viele schöne Überraschungen, also ein schönes Familienleben, in dem sie sich geliebt und glücklich fühlten. Da kann ich doch nie, nie, gleich sein.

(Ich kann mein idealisierendes Verallgemeinern erkennen, aber so fühlt sich das, unter anderem, automatisch an.)

Die Pistole lag auf dem Bett, wenn ich damit im Keller nicht schießen musste oder sie nicht an meinem Kopf und in meinen Gedanken war.

Das war immer alles so
vom Alter von neun
bis zu zehn,
bis zu elf,
bis zu zwölf,
bis zu dreizehn,
bis zu vierzehn …
verdammt lang, lang, lang,
oh so lang,
immer so …
und die beiden Frauen,
die Mutter und die Haushälterin, merkten nichts.

Ich musste für ihn dasselbe tun, also reiben mit meiner Hand, Händen oder Mund und erstickte beinahe, und wenn ich mit meinen Zähnen dran kam, wurde er wütend.

Auch wenn ich das, was kam, nicht schluckte, wurde er wütend und er sagte: »Tu meinem Pilzköpfchen ja nicht weh mit deinen Zähnen, sonst …«

Ich musste immer brav sein und gehorchen, Traurigsein war verboten.

Was wäre passiert, wenn ich einfach zugebissen hätte? Es für immer abgebissen, rausgespuckt hätte und weggerannt wäre? Wäre er dann verblutet, ich ins Gefängnis gekommen, und hätte mir meine Mutter dann geglaubt?

Türen

Als ich noch klein war, klopfte ich an die Muttertür. Sie öffnete sich nicht. Dafür brach Mutter die meine, mit den Werkzeugen der Ablehnung und Sentimentalität, manipulierend auf. Sie nahm alles und brachte mir die Gaben: »nicht zu weinen, keine eigenen Gefühle noch Bedürfnisse zu haben und keine eigenen Entscheidungen zu treffen«, denn ich musste unsichtbar, pflegeleicht und für meine Mutter eine Mutter sein. Meine Gefühle durften sie dabei nicht stören. »Weine nicht, sonst machst du Mami traurig«, sagte sie, wenn sie mich in Kinderheime oder Familien wegschickte. Oder: »Der Santa Klaus bringt ein Malschloss und macht oben und unten an den Lippen ein Loch, damit du mir nicht so viele Fragen stellst und so viel plauderst.«

Meine Gefühle verschwanden. Ich glaube, sie froren ein, und in mir wurde alles, was mit mir zu tun hatte, so hart wie ein verkrustet gefrosteter Kuhfladen, bis er austrocknete und verschwand.

Als ich größer war, klopfte ich an die Vatertür. Sie öffnete sich nicht. Dafür brach Vater die meine nieder, mit dem Werkzeug der Gewalt, um zu plündern. Ich musste für Vater Ersatz-Ehe-Frau und Hure sein.

Ich lernte den Umgang mit Türen nicht. Ich lernte, dass Einbrechen, Gewalt und Ablehnung besser waren, als gar nichts und dass schlechte Berührungen erträglicher waren als gar keine Berührungen.

Ich lernte, dass Schimpfen, Vorwürfe und Kritik besser waren als Schweigen.

Ich lernte, dass Alleinsein ungefährlicher ist, als Zusammensein war, obwohl ich mir wie in einem Isolationsgefängnis vorkam.

Ich lernte, dass anderen zu helfen und Komplimente zu machen mich vergessen ließ, dass bei uns statt lieben Worten oder Spielen Nörgelei, Kritik und Schimpfen den ersehnten Feierabend, vor dem noch Schlimmeren, füllten.

Ich lernte, nichts mehr schlimm zu finden und nicht mehr traurig zu sein.

Ich lernte, dass ich für Liebe hart arbeiten muss und dass alle anderen mehr als ich verdienen.

Wenn man später lieb mit mir war, musste ich heulen und oft voller Aggressionen fliehen! Streit war besser als die Angst, die Liebe wieder zu verlieren. Und ein Streit war immer einfacher als ein Abschied. Manchmal greift das Kind in mir meine liebsten Menschen an, ohne zu begreifen, warum es das tut!

Als ich eine junge Frau war, fiel ich mit den Türen der Überbedürftigkeit und mit zu vielen Geschenken in die Leben anderer Menschen ein. Ich merkte nicht, dass ich sie mit meiner »Liebe« erschlug. Und meine kranke Gefallsucht tat dasselbe.

Wenn ich in der Familie auch mal auf ein Geschenk hoffte, sagten sie, ich hätte Erwartungshaltungen!

Sie aber erwarteten viel von mir.

Als ich selbst Mutter war, öffnete ich jede verschlossene Tür meiner Kinder allzu grenzenlos. Ich glaubte, dass offene Türen Liebe sind. Um sich zu schützen, machten meine Kinder ihre Türen fest zu.

Als alte Frau stand ich verwundet und verwundert vor geschlossenen Türen und fragte mich, warum ich mir so lange die Finger wund klopfte, bis ich begriff, dass nur ich meine eigene Tür, die zu mir führt, öffnen kann. Und dass ich bei anderen überlegt und vorsichtig anklopfen muss.

Wir sind alle Verwundete, die aufgrund unserer erlernten Muster weiterhin verwunden. Ich kann heute alles vergeben. Warum verband nie jemand, mit mehr Verständnis, auch meine Wunden? Und warum vergibt mir niemand?

Das waren meine Fragen, bis jemand mir sagte: *»Wichtig ist, dass du dir selber vergeben kannst.«*

Kinderalltag

Ich sah mich als kleines Mädchen durch die Luft wirbeln und an eine Wand knallen. Ich landete mit grüner Tapete unter den Fingernägeln und mit verstauchtem Fuß. In der Hand meines Vaters sah ich einen überdimensionalen Tennisschläger in der Form seines Penis. Mit diesem Schläger traf er mich mit solch wuchtiger Gewalt, dass ich seither durch die Gezeiten wirble und nirgends mehr landen kann und weder männliche noch meine eigenen weiblichen Attribute ohne Abscheu sehen kann!

Darum gibt es auf der ganzen Welt keinen Schutz mehr! Auch bei einem liebenden Partner nicht, der will ja auch Sex. Alles, was mit »Liebe« und Sexualität zu tun hat, wurde von meinem Vater mit Ekel, Scham, Grausigkeit und mit einer verwirrten Mischung aus Sehnsucht und Angst besetzt.

Eine Hand ist eine Hand und gehört für mich zu einem Körper. Aber die Teile der Geschlechtlichkeit sind für mich fremde, zum Leben und zum Körper nicht dazugehörende, unakzeptable, abgespaltene Teile.

Bei aller Liebe habe ich Mühe mit einem erigierten Penis. Ich rede mir aber gut zu und will, in einer Beziehung, dem »anderen« gegenüber fair und vernünftig sein.

Ich bin, Tag und Nacht, beinahe immer in einer Aufregung, und der kleinste positive Anlass, Einladung oder Ausflug ist für mich so etwas »superiges« (da früher so wenig Erfreuliches passierte), dass ich ausflippe über Dinge, die für andere nichtssagend oder alltäglich sind.

Mir ist beinahe immer kalt, und ich stehe unter Menschen meistens »draußen vor der Tür«.

Die Zeit ging für mich, seit damals, eigentlich nicht weiter. Alles in mir drinnen dreht sich wie ein Hamster in einem Rad und ist so beständig am Herumhetzen, Organisieren und Tun, dass alle Beständigkeit dadurch vernichtet wurde, und das halten mir meine Mädchen bis heute vor. »Mami, du bist so unbeständig.«

Wenn sie nur wüssten, was es für mich hieß, eine gute Ehefrau und Mutter zu sein.

Warum das kleine Mädchen die Liebe nicht verstand
(Das Gekritzel einer schlaflosen Nacht.)
Die Welt lag plötzlich öde wie »Waste Land« um mich, als ich die Kinderfüße mit siebzig Jahren, mitten in der Nacht vor der WC-Schüssel aus dem Morast zog.

Der linke Fuß zeigte leicht nach innen. Kindlich, linkisch, dümmlich unbeholfen.

Es war der schiefe Fuß meiner Mutter. Er schaute mich an und sagte altklug: »Weil es geschah, dass mein Vater mich mit neun Jahren täglich im Wohnzimmer, in der Garage, hinter Mauern in den Yorkshire Mooren, auf dem Dachboden, im Keller, im Steinbruch, auf dem Klo und in den Schlafzimmern …

(Ich spülte)

»Stell Dir vor«, sagte die kleinste Zehe. »Es gibt so fürchterlich ignorante Leute, die behaupten, ein Kind sei Mittäter, wenn dieses Kind durch einen Angreifer einen Orgasmus hat.«

»Auch wenn dieser Orgasmus noch so grausig aufgezwungen wurde, und das Kind noch so klein ist?«

»Ja.«

»Auch wenn des Täters Samen, an dem das Kind beinahe erstickte, gemischt mit Tränen über seine Wangen und das Kinn tropfen?«

»Ja! Zwei sehr gute gläubige katholische Kirchgängerinnen sagten mir solches ins Gesicht! Und sie sagten mir auch, so ein Buch hätte ich nie schreiben dürfen.«

(Ich warf Klopapier ins Klo und spülte zum dritten Mal.)

Der böse Stab hat mich verzaubert, und ich suche überall nach dem erlösenden Kuss. Dann merke ich, da ist kein Herz im Kuss, da ist schon wieder der Stab, der sich regt.

Gibt es denn keine Liebe ohne Sex als Eintrittspreis zu dieser Welt? Auch für die Kleinen nicht?

Ich, die Neun-Jahre-alte-Siebzigjährige, ging zurück ins Bett, riss die letzten Seiten aus dem Heft und warf sie auf den Boden.

Um mich zu trösten (denn in meinem Herzen schlugen aufgeregte Taubenflügel ängstliche, traurige Wirbel), suchte ich im Computer nach der Schreibübung, die ich ganz besonders liebte. Heute sollte sie mein Teddybär vor dem Wiedereinschlafen sein, denn schon als Kind erzählte ich mir und meiner Puppe, nachdem mir etwas wehgetan hatte, etwas Wunderschönes.

Farben, Leben und Bäume
Skizzen aus meinem Computertagebuch
In Basel adoptierte ich, neben »Bludel Xu«, gleich noch zwei uralte »Väter«: Leonid, neunzig, und Felix, dreiundachtzig Jahre alt! Mit ihnen ging ich abwechselnd in altbekannte Basler Beizen zum Essen, ins Theater oder machte mit ihnen Ausflüge in unserem schönen Land.

Leonid war mit mir nach Küssnacht zum »Chlaus-Jagen« gefahren, wo wir beide über die laut bimmelnden Kuhglocken, Treicheln genannt, Freudentränen in den Augen hatten, als die mit besonderer Gangart von urigen Männern durch die Straßen geschwenkt wurden.

Mit Felix war ich in Wengen und im Tessin in den Ferien gewesen, und einmal entschlossen wir zwei uns, an Weihnachten zu fliehen! Also fuhren wir zusammen in das Kurhaus in Gersau. Felix mochte die Weihnachtzeit seit dem Tod seiner Frau, die er liebevoll »Mutti« nannte, so wenig wie ich.

Im Kurhotel verweilten Verkrüppelte, Stumme, Blinde, frisch Operierte, geistig Behinderte und Rekonvaleszenten. Als wir im Speisesaal unter den Todkranken, Blinden und gesundheitlich angeschlagenen Menschen saßen, dachte ich: »Ich lebe! Ich bin gesund, und ich habe einen lieben Adoptiv-Vaterkumpel!« Wir halfen einem Blinden an unserem Tisch beim Essen und freuten uns an seinem Lachen.

Als Felix in seinem Zimmer früh am Abend schlafen ging, betrachtete ich in meinem Zimmer durch das Fenster die zarten Farben am Himmel über dem See. Ich fand es himmlisch, nicht allein – und doch allein zu sein! Um meiner Stimmung Ausdruck zu geben, schrieb ich aus Lust am Schreiben, so wie ein Maler an solch einem Abend vielleicht ein Bild gemalt hätte:

»*Rot* ist die Farbe, die ich im Moment am liebsten trage. Es ist die Farbe der Herzen, Lippen, der Wut und der Liebe, von Ahornbäumen in grünen Wäldern, von Rosen, Plastikeimern und Blut! Und von meinen feuerroten Lippenstiften!

Rosa ist die Farbe, die ich am liebsten um mich habe. In der untergehenden Sonne, in den Nebelschwaden davor, im Sofakissen auf dem rosaroten Sofa, im Bild an der Wand, auf Teetassen aus feinstem Porzellan und auf den Wangen eines Babys.

Gelb sehe ich gerne an kalten Wintermorgen am Himmel, in den Sonnenblumen im Sommer, als Tischdecke in meiner Küche. Gelb leuchtet und lässt mich Kerzen mit goldenen Flammen entzünden zu Honigbrot und Butter. Gelb! Gelb war Arlettes Kleid an ihrem dreißigsten Geburtstag, als sie ihren Vater und auch mich einlud und zu mir stand! Gelb-goldig war diese Sommerüberraschung meiner Tochter, die, ich möchte es nochmals sagen, zu mir stand! Zu mir stand! Zu mir stand!

Grün mag ich nicht, in keiner Schattierung. Das dunkle Grün bedrückt mich, das Grün im Pullover passt nicht zu meinen blauen Augen und das hellgelbe Grün erinnert mich an Gift und Galle, an Eifersucht und an Mutters Leichnam auf der zugeschickten Fotografie, die in Neuseeland dort so plötzlich aus einem Kuvert auf den Boden fiel und mich aufschreien ließ!

Nur zarte Tannennadelspitzen im frühen Frühling mag ich sehr, obwohl sie grün sind.

Schwarz trage ich, wenn ich keine Pullover oder Hosen waschen will, weil ich vor lauter Schreiben keine Zeit dazu habe oder wenn ich schlank und elegant erscheinen will. Schwarz ist chic. Es ist die Farbe von Raben, von spanischen Haaren, von russischen Augen im Volkslied, vom Tod, von schweigenden Wäldern und schmutzigen Fingernägeln, Trauerrändern gleich.

Schwarz ist der Böse, blond ist der Gute, schwarz das Loch für den Sarg und hell die Auferstehung.

Weiß ist rein. Weiß ist nichts, da es keine Farbe ist. Ist darum der Begriff »rein« für mich belanglos, wie die Gesichtszüge vom Leben unberührter Nonnen? Bräute von Christus, unberührt? Hätte der das so gewollt? Ist das Kloster Lebensflucht aus Lebensangst? Ist Nächstenliebe manchmal Ausrede, um das eigene Leben nicht ehrlich unter die Lupe und in Angriff zu nehmen? Ist Uniformierung eine Flucht in die Anonymität aus Furcht? So, wie ich in mein Schreiben fliehe?

Violett im silberweißen Haar alter Frauen. Warum? Ist es die Farbe von Liebesbedürftigkeit oder Depression? Wir ahmen zu viele Traditionen nach, ohne sie zu hinterfragen!

Orange die Tücher tibetanischer Mönche, den Strahlen der gleichgültigen Sonne ähnlich.

Grau ist die Farbe von Mäusen.

Braun ist die Farbe der Erde. Fett und feucht, zum Fressen und zum Kneten schön! Ich will keine Kremierung, bitte! Ich will zurück zum Mutterschoß der Mutter Erde. Uterus. Ruhe.«

Noch sagen will ich, dass ich nach der Ankunft in Gersau, als Väterchen Felix nebenan ruhte, rasch zum Seeufer joggte und dort die zwölf alten Bäume berührte. Sie sind durch die Gischt rundherum, bis hoch hinauf dicht mit grünem Moos bewachsen. Moosschnäuze in allen Schattierungen von Grün haben sie, in das ich mich versöhnlich verliebte, obwohl der Teppich im Haus meiner Mutter grün war. Ich habe mich heute mit Grün etwas versöhnt. Mit Mutter noch nicht, obwohl wir alle unsere Muster weitergeben und kein Recht zu richten haben. Vergeben darf nicht billig sein!

Jeden Tag werde ich eine halbe Stunde laufen, um die zwölf Bäume zu besuchen. Ich streichle das Moos, die Rinde, die Knorpel, ihre Unebenheiten, die Löcher und die besonders weichen oder harten Stellen. Ich sagte: »Guten Tag. Wie schön ihr seid. Ich bringe Grüße vom mächtigsten Kauri-Baum Neuseelands. Er heißt Tane Mahuta und ist der König aller Bäume. Siebenundfünfzig Männer braucht es, um ihn zu umspannen! Ich bringe Grüße auch von meinem Baum im Hinterhofgarten mitten im Kleinbasel. Rund um die Welt spüre ich durch euch eine Baumkraft-Verbindung. Ihr seid durch meine Berührung ein Teil von mir und ich ein Teil von euch. Ich grüße auch die Kraft, die euch gemacht.«

Ich lachte laut und sagte zu den Bäumen, nur weil es Weihnachten war, und ich da immer etwas spinne: »Wenn ich sage, ich bin Christ, Buddhist oder irgendwas, so trennt mich das von meinem Nächsten, den ich, wie mich selbst, lieben soll. Ich möchte keine religiöse Bezeichnung noch ein fixes Glaubenssystem. Nur wie ihr den Namen Baum will ich den Namen Mensch verdienen! Es ist der höchste Titel, den es hier auf Erden zu erwerben gibt! Es gibt viele Leute und wenig Menschen! Hört ihr mich, ihr zärtlichen Riesen? Ihr habt eine Präsenz, und ich bin noch am Werden. Das dauert lange. Wahrscheinlich so lange wie die Ewigkeit. »Auf Wiedersehen, Baum, Baum, Baum, Baum, Baum, Baum, Baum, Baum, Baum, Baum, Baum und zwölfter Baum.«

Nach einer Woche fuhren Väterchen Felix und ich, erleichtert, der Weihnacht entkommen zu sein, wieder nach Basel zurück. Wir wussten, uns ging es besser als vielen anderen, und wir hatten zusammen fröhliche Zeiten erlebt.

Ich ließ das Heft mit einigen dieser »Verdauungsgeschichten« bei Ruth.

Als sie mir das Heft zurückgab, sagte sie: »Es ist ein Privileg für mich, mit dir zu arbeiten. Ich bin gerührt darüber, wie du das angehst und nie aufgibst. Ich danke dir für dein Vertrauen.« Sie hatte Tränen in den Augen.

Im Jahr darauf machte ich meinen Diplomabschluss.

Und dann geschah es!

Ich warf die Flinte ins Korn, ich gab auf! Ich hatte dieses Manuskript, über eine Zeit von nun neun Jahren, sicher fünfzigmal umgeschrieben, und weder mein Verleger noch andere wollten etwas mit meinen Themen zu tun haben, sie sagten: »Mit dem Thema kann kein Geld verdient werden«, und, laut einem bekannten deutschen Verlag, »war ›Inzest‹ nicht mehr in!« Was hielt mich denn noch so verbohrt fest an diesem Schreibtisch, in diesen vier Wänden, ein Sommer nach dem anderen?

Wie ein Hund fing es an (nach erneuter Absage), aus mir zu wimmern, was mich heulend wiederum zum Lachen brachte! Da musste ich an Diane Keaton im Film *»Something's Gotta Give«* (dt.: *Was das Herz begehrt*) mit Jack Nicholson denken. Und das ließ mich dann nach ihrem Vorbild, wiederum laut losheulen, bis mir in den Sinn kam, dass mein erstes Buch, das in acht Ländern übersetzt wurde, zuerst auch von einigen Verlegern abgelehnt worden war.

Ich heulte weniger, hörte Mozart, fraß Ragusa-Riegel, heulte noch weniger und trank Tee. Dabei erinnerte ich mich an eine andere Heulzeit, die auch von einem Film ausgelöst worden war. Damals, eines Nachts in Neuseeland, als Sam schon lange schlief, hatte ich einen Charles Dickens Film gesehen. Im Film steckte ein kleiner Junge einen Schürhaken in die glühende Kohle eines Feuers, dabei fiel mir ein, wie mein Vater, wenn er am Abend nach Hause kam, mit dem glühenden Eisen solange in seinem Bier rührte, bis der weiße Schaum überlief.

Diese Szene mit meinem Vater spielte sich immer wieder vor meinen Augen ab; und ich musste dann auch an die Farmerfrau denken, die damals, als ich Mr. Sky fand, eine weiße Paste in die Mäuler der Schafe spritzte.

Bier! Vater! Weißer Schaum! Weiße Paste! Samen! Pistole! Vater wollte mich und meine Mutter umbringen, aber das konnte ich damals alles nicht als schlimm oder als unrecht empfinden, weil er mein Vater und mein erziehendes Vorbild war.

Einmal befahl er unserem damaligen Hund, einen Vogel zu töten, dem ich einen gebrochenen Flügel geschient hatte. Meine Trauer durfte ich damals nicht zeigen. Erst als es, während des Charles Dickens Film, aus meinen Augen zu träufeln begann, und ich später auf dem Sofa im Wohnzimmer lag, merkte ich, dass dieser Vorfall *schlimm* gewesen war. Es hatte mich dann vor Weinen geschüttelt, und eine Woche weinte es, Tag und Nacht, weiter aus mir heraus. Mr. Sky war damals ein »Beinahe-Opfer«, das *ich* gerettet hatte! Mein Vater hatte sich wegen mir (seinem Opfer) erschossen! Und das Foto meines Hundes, dem ich das Leben gerettet hatte, rettete mir mein Leben an dem einsamsten Weihnachtsfest!

Warum musste ich nun, nach all der Zeit, wieder wie in dieser Nacht in Neuseeland so fürchterlich heulen? Das Wort »delayed reaction« kam mir in den Sinn, verspätete Reaktion.

Aber weshalb konnte ich jetzt nichts Zusammenhängendes mehr schreiben? Und warum musste ich beim Heulen zwangsartig an die Beerdigungen der zwei kleinen Mädchen in England denken? Der Säugling war drei Monate und das Kind drei Jahre alt gewesen, sie waren wegen der Waffe »Penis« ihrer Väter an inneren Verletzungen gestorben.

Erst jetzt, nach all den Jahren, spürte ich die Antwort darauf, warum ich wegen des heißen Schürhakens in der Kohle meines Vaters und im Dickens Film und wegen des weiß überschäumenden Biers so heulen musste!

Ich war traurig! Mein Vater drohte seinem eigenen kleinen Mädchen, es mit dem rotglühenden Stab zu brennen und seinen Körper zu verunstalten, wenn es sein Ding nicht berühren würde, als sich das Ding in seiner Hose aufbäumte. Und rasch musste ich das Ding in den Mund nehmen, rasch, im Fall Mutter oder die Haushälterin kämen.

Mich würgte es jetzt wie damals. Ach Gott.

Genauso wenig, wie mein Leben ein zusammenhängendes Leben war, wurde mein Buch zu einem zusammenhängenden Buch, und ich bin doch jetzt schon so viele Jahre unermüdlich am Arbeiten, am Schreiben, am Versuchen in Basel, in meinem neuen »Hier und Jetzt«, alles richtig zu machen. Es weinte aus mir, bis ich im Himmelbett einschlief.

Gesegneter, zugefallener Samstagabend

Am Samstagabend schaute ich, trotz total verschwollener Augen, im Fernsehen »Das Wort zum Sonntag«. Eine Pfarrerin sprach über die Künstlerin Niki de Saint Phalle. Diese Künstlerin sei von ihrem Vater auf sexuelle und auf religiöse Art missbraucht worden, und das habe ihre Kunst stark beeinflusst.

Sofort schrieb ich an die Pfarrerin und fragte, ob ich ihr mein Manuskript, gegen Bezahlung, für eine Besprechung schicken dürfe. Sie stimmte freundlich zu, und nachdem sie alles (unentgeltlich) gelesen hatte, besuchte sie mich in Basel und sagte: »Die Geschichten, die Sie schreiben, sind die Trittsteine im Fluss Ihres Lebens, über die Sie, wie von Insel zu Insel, versuchen, einen Boden für eine Heimat *in sich* zu bauen.«

Ungemein erleichtert dankte ich ihr und wir blieben im Kontakt.

Jetzt konnte ich viel bewusster den »Steppingstone-Geschichten« (in the River of my Life) nachgehen. Sie führten mich langsam aus meiner Lebensverwirrung zur vermehrten lebensbejahenden Genesung, und dass, obwohl einige der Wirbel im Fluss mich unter der Oberfläche manchmal zu ersäufen drohten. Es machte mich plötzlich wütend, dass die Wunden, die mein »studierter Vater« mir geschlagen hatte, mich so hilflos erwerbs- und lebensunfähig gemacht hatten, dass ich vor lauter Angst, alleine nicht durchs Leben zu kommen, so früh den ersten Mann, der mich fragte, geheiratet hatte. Ich hatte keine Ahnung von der Ehe, von Partnerschaft, Beziehung oder was es hieß, Kinder zu haben, und darum hatte ich auch keine Werkzeuge, um gescheiter darüber nachzudenken.

Ich brauchte nach meinem Vater, nach der Ablehnung meiner Mutter und nach den Schlägen des Unverständnisses meines ersten Mannes (und den Folgen dieser Scheidung) viele qualvolle Umwege und Irrwege, um wie eine Ohnmächtige wieder »zu mir« zu kommen!

Ich finde es heute beinahe lächerlich, wenn man von einem »Sich-selbst-Finden« redet! *Aber ich habe mich nicht selbst absichtlich zum Opfer gemacht! Und nicht ICH habe mich absichtlich selbst verloren oder fürs Leben so unbrauchbar KO geschlagen! Aber die Langzeitfolgen seiner ungeheuren Taten muss ich ausbaden! Und keiner versteht, weshalb das so schwer ist!*

Mein Mann schlug mich, weil er nicht für fünf Rappen psychologisches Verständnis dafür hatte: »Warum ein Mensch vielleicht so tickt, wie er eben tickt!« Darum wäre ich dafür, dass an den Schulen einige Grundbegriffe der Psychologie gelehrt würden. Auch Beziehungsberatung sowie Kindererziehung (mit Kleinkind- und Entwicklungspsychologie) sollten meiner Meinung und Erfahrung nach obligatorische Fächer an jeder Schule sein.

In der Ausbildung sprach ich viel mit meiner Therapeutin Ruth und ging »Insel für Insel« zurück. Ich lernte, dank Levine, wie ich in mir eine stabile Ressource aufbauen konnte, um dann vorsichtig, eine Zwiebelschicht des Traumas nach der anderen, abzuschälen und nachzuspüren. Und falls mir das, beim näheren Betrachten, zu viel wurde, konnte ich, wann immer ich wollte, zu meiner Ressource zurückkehren. Es gab keine Bevormundung, keine Zwänge, keine Grenzüberschreitungen und keine Einmischung. Ich lernte zu wählen, was ich tun wollte, und lernte dabei allmählich, die Verantwortung für mich und mein Leben zu übernehmen.

Meine Insel-Geschichten wurden mir zum Webstuhl. Auf ihm suchte ich nach dem Faden, mit dem ich ein tragfähiges Fundament, vor meinem Ableben, für mein hiesiges

Leben weben konnte. Ich wollte nicht, wie meine Mutter vor dem Sterben, tagelang »Nein« schreien!

Ich lernte, mit meinen Grenzen umzugehen. Ich übte mit Ruth, laut und bestimmt zu sagen: »So nicht mit mir!« Ich verstand allmählich, warum ich mir von Glen (wie auch von meinem ersten Mann und Sam) blindlings manche Arten von Missbrauch hatte gefallen lassen. Es war, weil ich Missbrauch als solchen gar nicht erkennen konnte! Aber trotz aller Theorie brauchte ich scheinbar noch eine Erfahrung (eine auf den Deckel), um das, was ich glaubte gelernt zu haben, wirklich zu begreifen. Ach Gott, wie dumm ist doch ein ausgehungertes Herz!

Nächste Beziehungskatastrophe Rückfall

Wenn ich am Abend in meiner Wohnung aufräumte so war es mir, als würde ich nicht nur meine Wohnung, sondern auch mich und meine Existenz kontinuierlich ordnen.

Mein soziales Netz wuchs! Die Arbeit an der Sprachenschule und bei den Buben machte mir Freude, im Programm der Erwachsenenbildung der Katholischen Kirche gab ich Schreibkurse zum Thema: »Dialog mit dem Leben.« Für Xaver Pfister, den Basler Theologen, zu arbeiten, war ein weiteres »Stück Boden« für mich, denn sein Mut, einen offenen Brief an den Papst und ein Buch über seine eigenen Depressionen *(Masken des Männlichen)* zu schreiben*, hatte mir imponiert.

Ich gab jetzt in der ganzen Schweiz an Schulen und in Konfirmandenlagern Referate zum Thema »Missbrauch«, und an meinen freien Tagen schrieb ich oft von sechs Uhr morgens bis um drei Uhr in der Früh durch, und wieder war ich, wie in Neuseeland, selten müde, nur musste ich hier weder Valium noch Schlaftabletten nehmen. Der steife Nacken, die Rückenschmerzen und das Stottern (das mehr ein stockendes Zögern im ganzen Körper plus Widerholungszwang und Schwindel war) waren verschwunden!

Zum Einkaufen, Kochen, Essen und Trinken musste ich mich immer noch zwingen, aber meine schwer vermissten Schweizer Ragusas ersetzten mir das Essen. Leider bekam ich davon ein stattliches Ragusa-Bäuchlein. Aber meine abwechslungsreichen Tage wurden spannender, und ich kam mir lebendiger vor, da ich von niemandem die Erlaubnis einholen musste, um das zu tun, was ich tun wollte. Aber trotz alledem sickerte die Trauer, die Einsamkeit und die Macht der ablehnenden Stimmen, wie angestautes Wasser hinter einer Tür, in mein Gehirn und überfluteten mich aufs Neue. Was war es denn, dass mich wiederholt zurückwarf? *Es war die alte Angst, alleine zu verarmen und allein in der Gosse zu sterben!* Ja, das war es! Und es war auch die Angst, *allein in der Wohnung zu verenden, zu verfaulen, zu verwesen.*

Ich griff zur Computerdroge, um die Zeit zu vergessen, um mich und alles zu vergessen, und um die alte Sehnsucht nach Liebe nicht zu spüren. Es ging nicht!

Weil mich die Sehnsucht nach Sam, nach den Kindern, Enkeln, nach unserem Haus, nach der Landschaft

* Xaver Pfister: *Masken des Männlichen. Die Geschichte einer Depression.* Paulusverlag, 2006.

vom Kiwiland, nach Wahine und nach unserem Hund … Ich verabscheute plötzlich mein nie endendes »Heimweh« nach irgendetwas, das ich im Moment nicht hatte. Was sollte denn das?

Ich entschied mich nun, trotz aller Bedenken und trotz der Erfahrung mit Glen, in einigen Tagen mit einem neuen Bekannten ein weiteres Mal schwimmen zu gehen. Das gab mir Trost, das machte mir Panik! Eigentlich hatte ich mich von meiner Faszination für diesen Mann befreien wollen.

Ich hatte Hunger, entfloh der Wohnung und bestellte in »Der Eintracht« Gulaschsuppe und Zitronentee, schaute die Leute an und fühlte mich noch einsamer, ging wieder heim und fragte mich: »Warum weiß ich, dass diese Beziehung zum Scheitern verurteilt ist? Also warum zieht der Mann mich trotzdem so stark an? Spieglein, Spieglein an der Wand, zeig mir bitte, wenn ich schreibe, was ich nicht deutlich sehen kann!«

Wir hatten uns vor einigen Monaten bei gemeinsamen Bekannten kennengelernt. Eliot war sein Name, und er war ein lebenslustiger Mensch. Seine Hobbys waren Essen und Reden. Wenn er redete, war das, was er sagte, interessant. Er wog zweihundertfünfzig Kilo, und ich fand ihn schön. Wie er mit seinem Gewicht umging, faszinierte mich, denn er hatte den Elan eines schlanken Athleten und schien sich nicht als dick wahrzunehmen. Er stand (saß zwar meistens) so, wie er war, zu sich, und das war es, was mir imponierte!

Ich bewunderte seinen Lebensmut, obwohl ich merkte, dass seine Esssucht ein Hilfeschrei ist. Das zog mich und mein Helfersyndrom magisch an, und dabei spürte ich dumpf, dass es eher um etwas wie eine Verlängerung von mir selbst ging.

Ich verstehe blitzartig, dass es bei Menschen, die ihre Tiere verhätscheln, auch um Zukurzgekommene handelt, die sich via Haustier, wie durch eine Verlängerung von sich selbst, alles, was sie dem Tier geben, eigentlich sich selbst geben!

Eliot war ein vielseitig interessierter, interessanter Mensch mit Humor und Charme, und gerne schaute er mit seinen italienischen »Flirty Eyes« den Damen tief in die Augen (und ins Dekolleté) und ließ seinen Blick lange dort (in den Augen) verweilen!

Er war unstet, überbesorgt, abweisend, manchmal garstig und maßlos verletzend und brachte teure, entzückende Geschenke. Er konnte auch unglaublich liebevoll sein. Er war immer auf Draht, wurde schnell ärgerlich und flitzte (erstaunlich leichtfüßig und agil), auch wenn wir zusammen essen gingen, von einem Tisch und Mensch zum nächsten. Wenn wir ausfuhren, verschwand er in Läden und Restaurants und ließ mich, ohne Erklärung, lange Zeit im Auto warten. Wenn ich ihn suchte, fand ich ihn, auf eine Dame einredend, über eine Theke gelehnt, und es reizte mich, ihn zu zähmen!

Weil ich (außer in der Badewanne) Angst vor Wasser habe, hielt ich mich beim Schwimmen im Hallenbad an seinem Hals fest, und legte mich auf seinen Rücken, der dem Silberrücken eines Gorillamännchens nicht unähnlich war. Die Schwimmer rundherum lachten das letzte Mal fröhlich mit uns, aber jedes Mal, wenn ich glaubte, eine gewisse Nähe zu diesem Riesen aufgebaut zu haben, verletzte er mich mit Worten aufs Brutalste. Ich versuchte, das nicht ernst zu nehmen und sagte mir, das sei halt so seine Art! Aber dabei lösten sich, bei uns zwei »Grenzenlosen«, die Übergänge auf, und wir merkten beide nicht, wie wir auf andere wirkten. Um das endlich sehen zu können, erhalte ich wahrscheinlich solche Spiegel.

Warum fand ich diesen Mann, wie auch Gorillas, überwältigend und darum faszinierend? Warum vermeinte ich, trotz ihrer Riesenhaftigkeit, ihnen gerade deswegen Schutz und Liebe geben zu müssen?

Warum war es mir wichtiger, anderen ein gutes Gefühl zu geben, als mich selbst gut zu fühlen? Schon als kleines Mädchen zeichnete ich Leute, die eine Glatze hatten, mit vielen Haaren »um ihnen Freude zu machen«, und es waren die hässlichen Hunde und Katzen, die ich umsorgen wollte. Warum war das für mich so lebenswichtig, dass ich es nicht ändern konnte?

Ritt ich Riesenpferde und flog ich alleine mit Segelflugzeugen (erste Ehe), um mir meine Stärke und Mut zu beweisen, oder tat ich das, weil ich sterben wollte?

Zum ersten Mal *dachte* ich vor dem Ausgehen nach, statt blindlings loszurennen! Ich ging schlafen und schon früh am nächsten Morgen ging ich in den Zoo: Eine Affenmutter hielt ihr Kleines innig an sich gekuschelt. Sie schaute ihm in die kleinen Äuglein, die zu ihr hoch blinzelten. Mein ganzes Wesen ächzte nach Berührung, nach Zärtlichkeit, nach Küssen, und als ich die Elefanten sah, sehnte ich mich nach diesem dicken, soliden Eliot, bei dessen Anblick ich jedes Mal weiche Knie bekam.

Warum? Verkörperte er für mich das »große, runde Urmütterliche«? Ich reagierte ähnlich auf männliche Kopfstimmen in Opern oder bei Michael Jackson.

Wenn mein dickster Freund in ein Restaurant marschierte, sagte ich ihm, dass ich nicht demütig hinter ihm her rennen wollte, aber es war mir wichtiger, ihn vor dem Eindruck zu bewahren, ich würde nicht voll zu ihm stehen. Gab ich ihm das, was ich von »meiner Familie« gerne erhalten hätte?

In einem Hotel in Italien (er hatte mich auf eine Geschäftsreise mitgenommen) sagte er an der Rezeption: »Geben Sie mir ein Zimmer weit weg von dieser Alten, damit sie mir nicht auf die Nerven gehen kann.« Und ich sagte nichts!

Beim Nachtessen schrie er mich an!

Erst dann schlug ich Krach und lief davon! Während unserer schweigenden Heimfahrt erhielt ich Antworten in meinem Kopf!

Ich erkannte: Wie als Kind schützte ich mich vor jeglicher Art von Ablehnung, indem ich mich, um nicht verlassen zu werden, mit dem »Täter« identifizierte, und der »Täter« war für mich damals, als kleines Kind, immer ein Riese gewesen, dessen Herz ich nie erreichen konnte!

Ich lief in die Küche und ärgerte mich, dass ich Sehnsucht danach hatte, mit Eliot schwimmen zu gehen! Zurück in der Stube ging ich ans Telefon und sagte zu! Schon morgen würde ich mit ihm baden gehen! Alles war besser, als alleine herumzuhängen und nichts zu erleben! Wollte ich Rückzug, Einsamkeit und Sicherheit? Oder musste ich mich, um Zweisamkeit zu erleben, auf Risiken einlassen?

Ich ging immer wieder mit ihm zum Schwimmen und genoss es einfach, auf dem Rücken dieses riesigen Menschen geborgen und spielerisch zu plätschern. Er wirkte auf mein sehnsüchtiges Kinderherz wie eine Spielwiese oder ein stabiles Trampolin und darum wie ein lieber Vater, der sein Kind auf seinem Rücken durch das Leben trägt! Genau wie mein Pferd Wahine das in Neuseeland getan hatte.

Und lachen konnten wir zusammen! Eliot sah sehr gut aus und konnte unwiderstehlich charmant sein. Ich wurde mit ihm zu dem Kind, das seinen Vater, kichernd, wie beim Auskitzeln, bezwingen will! Und jedes Mal, wenn der Riese mich gemein verletzte, konnte ich danach meine heulende Riesensehnsucht nach ihm nicht bezwingen.

Meine beiden »adoptierten Väter« konnten mich da nicht verstehen.

Ist Missbrauch für Missbrauchte, die im eigenen Zuhause nur Missbrauch erlebten, denn so familiär und »heim«-elig, dass sie sich genau so, wie Kinder aus einem schönen Zuhause, danach sehnten, weil es die einzige »Heimat« war, die sie kannten?

Ich versuchte, Eliot zu vergessen. Aber bald glaubte ich, dass Schmerz für mich erträglicher sei, als gar nichts zu spüren. Muss Liebe denn nicht weh tun, um Liebe zu sein?

In der Badewanne schaute ich zu dem kleinen Mädchen zurück, zu dem ich bei diesem Mann automatisch wurde. Es winkte mir und flüsterte: »Schmerzen mussten diesem Kind egal sein, wenn es seine Eltern behalten und von ihnen nicht fortgeschickt (oder ermordet) werden wollte!«

War der Riese für mich identisch mit meinen Eltern geworden? Ich war in eine alte Falle geraten, nur weil Liebe gekoppelt mit Schmerz für mich wie heimkommen war, und heimkommen wollte ich ja um jedem Preis!

In der Nacht schrieb ich: Ich bin so an Geschimpfe, an Nörgelei, Befehle, Kritik und an vorwurfvolles »Heruntertun« gewöhnt, dass mir etwas fehlt, wenn »die Musik meiner Familie« zu lieblich tönt, und ich glaube, alles und jeder ist für mich Familienersatz, ohne dass ich merke, wie sehr ich Leute überfordere (und mich dann zerfleische!).

Nach den Katastrophen, die jedes Mal, wenn ich mich wehrte, geschahen, fühlt das »Mich-Wehren und Sprechen« sich immer noch wie eine Frage von Leben oder Sterben an! Ich scheine Worte einfach auszublenden. Schon Sam sagte: »Wenn ich dir ein Kompliment mache, so hörst du es gar nicht!« Und wenn ich genau darüber nachdenke, so scheine ich, auch bei diesem geliebten Grobian, nur einen Teil seiner Worte zu hören: »Hallo Härzeli! Heute siehst du besonders bezaubernd aus«, sagte er und fügte hinzu: »du alte, junge, Ratte, du.« Oder: »Manchmal wirkst du wie ein entzückender Teenager, du alte Schachtel.« »Tschüss, du Powerfrau! Mit deiner Durchhaltekraft und Energie bist du das eigentlich, du alte Dattel.« – »Ich müsste mich ja schämen, mit so einer Alten baden zu gehen, aber eigentlich bist du ja süß.«

Und das ließ ich einfach zu? Wie durstig musste mein altes, einsames, allzu oft abgelehntes Herz sein!

Er imponierte mir sogar, wenn er mich anschrie: »Heb deine Schultern hoch und komm endlich auf dieselbe Augenhöhe wie deine Mitmenschen! Lauf nicht gebeugt, wie ein geschlagener Hund, durch die Gegend.« Und ich richtete mich körperlich auf. Er hatte recht.

Vor allem aber: Er wollte mir sexuell nichts tun! Er wollte seine totale Freiheit! Trat ich ihm vor lauter Liebesbedürftigkeit zu nahe, wurde er ruppig wie ein bissiger Hund! Ich verstand das, und fröhlich kletterte ich immer wieder, mit einem Gemisch aus Angst und Freude, in seinen hohen Landrover. »Kannst du das nicht eleganter tun?«, hatte er mich das letzte Mal angefahren, und als Nächstes sagte er: »Du bist wie ein schöner Ball, der fantastisch parieren kann. Du wendest dich, in jeder Situation gleich wieder der Sonnenseite zu!«

Auch Eliot ging zu Ruth um sich die Traumatherapie anzusehen, und er hielt sogar die zehn Tage des »noblen Schweigens« in St. Imier aus. Heute sind wir die besten Freunde.

Die beiden Hausbesitzer regten sich auf und verurteilten mein Ausgehen. Etliche Leute im Haus und in der Nachbarschaft verrissen ihre Mäuler lieblos über mich. Als ich Eliot das erzählte, sagte er: »Mach dir nichts draus, Härzeli! In der Schweiz werden nie alle arbeitslos sein. Die eine Hälfte passt zu gut auf das auf, was die andere Hälfte tut!«

Kündigung

Die alten Hausbesitzer verstanden natürlich nicht, was bei mir ablief, wenn: ein Bekannter von fünfzig Jahren, der zweihundertundfünfzig Kilo wog, ein Bekannter von dreiundachtzig Jahren, namens Lou, der Mann meiner verstorbenen Freundin Maja, ein chinesischer Xu von fünfzig Jahren, den ich als meinen »Adoptivbruder« vorstellte, meine zwei uralten »adoptierten Väter«, Felix und Leonid, plus die Kunden der Schreibtherapie, Trauma-Therapie oder des Englischunterrichts, neben alten und neuen Bekannten bei mir, abwechselnd, zu Besuch auftauchten!

Nach einem Silvester, als ein Ehepaar bei mir zum Essen war, erhielt ich die Kündigung! Der Mann war nach dem Essen rasch zu sich gegangen, um aus ihrer Wohnung eine Flasche Champagner zu holen. Wir wollten uns das Feuerwerk am Rhein anschauen, und der fromme Vermieter mit den krummen Beinen und der Habichtnase musste ihn mit der Flasche bei mir reingehen gesehen haben.

Als ich danach mit dem Zinsbüchlein in die obere Wohnung des Hausbesitzers ging, um die Miete dort, wie immer, persönlich zu bezahlen, sagte er: »Sie erhalten die Kündigung, weil ich ›junge Burschen‹ in meinem Haus nicht erlaube! Herrenbesuch ist überhaupt nicht gestattet!«

Das war eine Ausrede für die Kündigung, denn ein Mann aus Jugoslawien, der mit seiner Frau und zwei Buben im Nebenhaus anderthalb Zimmer bewohnte, wollte meine Dreizimmerwohnung haben. Wenn ich heimkam, stand er regelmäßig vor meiner Haustür und fragte mich, ob ich meine Wohnung nicht mit seiner tauschen wolle. Ich sagte ihm, er solle mich in Ruhe lassen, das sei nicht nur meine Wohnung, sondern mein Zuhause. Er bearbeitete dann den frommen Hausbesitzer, indem er versprach, das Haus, den Garten, Dachboden, Keller, Treppenhaus, Gang und Eingang gratis in Ordnung zu halten. Dadurch erhielt ich dann die Kündigung.

Mein dicker Freund sagte dazu: »Wenn die nur wüssten, dass du dir so eine komische Ansammlung von Männern anlachst, damit du ja nie mehr mit einem ins Bett musst! Hast du immer noch solche Angst vor Sex?«

Erschrocken antwortete ich: »Wenn ein Kind sich vom neunten Lebensjahr an mit den Sexteilen eines Vaters herumschlagen musste, ist es später froh, keine entblößten Männer mehr sehen zu müssen!«

Später erfuhr ich von dem freundlicheren Hausbesitzer den wahren Grund, warum sein Bruder mich nicht mochte, und da wusste ich, dass ich nie eine Chance gehabt hätte, diese Wohnung zu behalten. Der krummbeinige Fromme hatte schon vor meinem Einzug in der Dependance des Hotel Krafft, wo ich zuerst ein möbliertes Zimmer bewohnt hatte, über mich Erkundigungen eingezogen. Ich selber sah, wie er bei den Zimmermädchen im Gang Schokolade verteilte.

Da hatte der Oberkellner anscheinend zu ihm gesagt: »Aha, will die nun bei Ihnen ihr dubioses Geschäft weiterführen!« Es war derselbe Kellner, der mich vor Jahren im Hotel angeschnauzt hatte, als ich mit meinem ersten Buch auf Lesereise war. Beim Servieren des Frühstücks hatte er frech gesagt: »Was Sie da schreiben, ist lauter Blödsinn! Man kann keine Frau noch Kind vergewaltigen, wenn die das nicht wollen!«

»Auch ganz kleine Kinder nicht?«, fragte ich.

»Stupider Blödsinn«, maulte er und ging davon. Ihm hätte ich gerne von den Beerdigungen der zwei kleinen Mädchen erzählt.

Umzugsparty

Mit viel Freude hatte ich diese Wohnung eingerichtet. Ich liebte den Balkon, das Gärtchen, den Baum und die gebogenen Fenster. In der einen Verbindungstür hatte ich Glasgestelle angebracht und darauf meine neuen »lieben kleinen Sachen« beleuchtet.

Deprimiert sagte ich alle Arbeit ab und ging weder zu Berlitz noch zu den Buben. Jetzt nur keine Zwänge! Wie ein totgestellter Käfer legte ich mich ins Himmelbett. Auf dem Nachttisch lagen fünf Ragusa-Schokoladenriegel und fünf Bücher, die ich zu lesen angefangen hatte. Nach und nach bewegte ich mich und fraß die Riegel! Meine Gedanken liefen Amok! Warum hatte ich Neuseeland verlassen? Warum tat ich das, was ich tat und tue?

Ich holte den Computer, und wie mit einem Segelflugzeug hob ich ab und schrieb mich hin zu einer Umzugsparty im Kiwiland, um nicht total abzusaufen.

Umzugsparty im Kiwiland!

Mit Pam und John erlebte ich »nur« sechs Umzugspartys und erfuhr beim ersten Umzug mit ihnen, wie das dort zuging. Zwei Jahre später, nachdem sie weitere Häuser gekauft, vermietet und wieder verkauft hatten (das Hobby der ganzen Nation), zogen sie schon wieder um! So leben die meisten, die wir dort kannten!

Zu den Umzugspartys kommen in Neuseeland alle mit ihren Autos, Lastern, Pickups und Karren, also mit allem, was auf Rädern rollt. Wie ein Bienenschwarm fallen sie über das Haus her, kriechen bis in die hintersten Schränke, Winkel und Regale aller Räume (wie sie sagen: »get into every nook and cranny«) und tragen alles aus dem Haus in die Autos. Dann fahren sie zur neuen Behausung, in der sich das Ganze dann rückwärts wiederholt! Der Bienenschwarm begibt sich diesmal, voll beladen mit den Gegenständen aus dem alten, in das neue Haus. Am alten Ort sind unterdessen andere Freunde dabei, Staub zu saugen, zu putzen, die Fenster zu polieren und Unkraut zu jäten, während die anderen im neuen Haus die Betten beziehen, die Bücher in die Regale stellen, die Badezimmerutensilien einräumen und den ganzen Hausrat in Küche, Garage usw. einordnen. Wenn die Gastgeber am späten Nachmittag ankommen, ist alles an seinem Ort. Sie müssen sich dann nur noch zu den von ihnen bestellten »Takeaway Pizzas« an den Tisch setzen, bevor sie in ihre neu bezogenen Betten steigen!

Uns Schweizer fragten sie: »Warum putzt und saugt ihr vor einer Party und nicht danach?«

Es graute mir davor, auf Wohnungssuche zu gehen und nach Schweizer Art alleine umziehen zu müssen. Für die drei Zimmer mit Balkon und Garten hatte ich nur siebenhundert Franken bezahlen müssen, und das mit moderner Badewanne und reizender Küche mit einem Abwaschbecken aus Stein! Die meisten Wohnungen mit drei Zimmern kosteten über tausend Franken. Ich hatte mich über das Gärtchen und die ganze Atmosphäre dieser Altbauwohnung täglich gefreut. In der Küche hatte mir folgender Spruch geholfen:

Es war die eigene Schere,
die ich hier
mit meinem ersten Job
verdient und gekauft hab
und nach dem Gebrauch
in meiner Wohnung
disziplinierter und achtsamer
zurück an denselben Nagel hing,
die mir den Anfang zu meiner Wirklichkeit
bewusster machte.

Little Istanbul

Wieder einmal erschreckte mich das Schrillen des Telefons! Es war mein Kündigungsgrund, der junge Bursche. Er sagte, in zwei Monaten würde bei ihm im Haus um die Ecke eine Dreizimmerwohnung frei! Ich pfiff vor Erleichterung, obwohl die Wohnung zweihundert Franken im Monat mehr kosten würde.

Bis ich umziehen konnte, meldeten sich auch hier liebe Freunde zum Helfen. Über die Zeit von drei Tagen halfen sie und Xu mit Leiterwagen, Autos und anderen Vehikeln, mein neu angesammeltes Hab und Gut »um die Ecke« zu transportieren. Eine Freundin half mir, meine Kleider in ihren Kofferraum zu legen, um sie gleich in dem neu aufgestellten Schrank (ein Geschenk anderer Freunde) einzuordnen. Die größeren Möbel holte mein neuer Hausbesitzer mit einem Lastwagen gratis ab, und so ging es auch hier beinahe wie auf einer Kiwiumzugsparty zu.

Die alten Hausbesitzer schüttelten missbilligend ihre vergrämten Häupter dazu. Sie waren schon bei meinem Einzug überfordert gewesen, als Xu kam, um mir zu »he-lefel«, und wie wir uns krummlachten, als wir mit meinem Esszimmertisch aus massivem Holz durch die Straße ankamen. Je entsetzter die beiden dreinschauten, umso öfter mussten wir damals den Tisch, wiehernd vor Lachen, abstellen.

Mit meinem Himmelbett, dem Büchergestell von der Straße, mit zwei geschenkten antiken Tischchen, Stühlen und der weißen Marmorkommode, mit dem rosaroten Sofa aus dem Brockenhaus, den Bildern von Basler und Neuseeländischen Malern und meinen zahllosen Büchern bin ich hier in der neuen Wohnung wieder mehr als zu Hause. Ich liebe diese zweite Wohnung und den neuen kleinen Garten sogar noch leidenschaftlicher, da ich die neidischen Alten los bin.

Am ersten Morgen am runden Küchentisch dachte ich beim Genuss von Schweizer Schwarzbrot und Appenzeller Käse: »Zwar schaue ich hinter dem Baum nicht auf das Meer, sondern an eine mit Efeu bewachsene Mauer. *Aber ich habe gewählt, an diese Mauer zu schauen!*«

Ich ging zur Holzwand neben dem Herd, schlug einen Nagel ein und hängte meinen neuen, nun gerahmten Spruch wieder auf.

Es war die eigene Schere,
die ich hier
mit meinem ersten Job
verdient und gekauft hab

und nach dem Gebrauch
in meiner Wohnung
disziplinierter und achtsamer
zurück an denselben Nagel hing,
die mir den Anfang zu meiner Wirklichkeit
bewusster machte.
Jetzt habe ich weitere,
sorgsam gepflegte Gegenstände,
und ich freue mich, *alles*
an seinen Ort zu versorgen,
um *alles* sofort zu finden!

Staunen muss ich, wie sehr sich das Kleinbasel in den zwanzig Jahren meiner Abwesenheit verändert hat. Es wird jetzt »Little Istanbul« genannt. Der Abfall in den Straßen, die vielen Asylanten, Dealer, Junkies, Imbissbuden, der Lärm, kriminelle Taten, Überfälle und sogar Schießereien wegen Familienfehden nehmen zu. Abfallsäcke aus Plastik laden die Ratten vom Rhein ein, da die Säcke tagelang, auch über die Sonn- und Feiertage sowie über Weihnachten und Ostern, draußen stehen! Das ist, bei aller Toleranz, nicht zu übersehen. Es macht es für mich schwer, für diese vielen fremden Kulturen offen und verständnisvoll zu sein, wenn die meine hier so sehr mit Füßen getreten wird. Aber ich wollte mich nicht vertreiben lassen und sagte den vielen Bekannten, die ausziehen: »Im Kleinbasel kann man sich sicher fühlen, denn nirgends dreht die Polizei Tag und Nacht so viele Runden wie hier!«

Weiter versuchte ich mir einzureden: Das Kleinbasel ist lebendig! Im Blumenladen, beim Bäcker, aus dem Schuhladen, Tabakladen und Computerladen sowie von den Tischen in den Straßencafés grüßen und winken die Leute.

Das war für mich aber mit der Zeit kein Trost dafür, dass ich meine eigene Schweizersprache in Kleinbasel nicht mehr hörte, und ich musste einsehen: Mein geliebtes Kleinbasel wird zum Slum. Überall liegt Dreck und Abfall, und ich muss am Morgen mindestens fünf Lachen von Erbrochenem auf dem Weg zur Tram umgehen.

Noch mal neu einleben

Ich rannte nach dem Unterricht in der Sprachenschule an der alten Kaserne vorbei in die neue Wohnung. Sie lag im Parterre eines Backsteinhauses. Im eingezäunten Gärtchen davor stand ein immergrüner Busch mit roten Beeren, und in den Rabatten darunter hatten es die Schneeglöckchen auch dieses Jahr wieder durch die harte Erde geschafft. Hinten, direkt vor meinem Küchenfenster, sehe ich noch vom runden Tisch aus auf das Stück Erde, auf dem im Sommer prachtvolle Rosen unter einem riesigen, alten Baum blühten. Was für ein Glück, mitten in der Stadt noch mal so einen Baumriesen in einer eigenen stillen Oase zu finden! Diese romantischen Hinterhausgärten vermutet von der Straße her kein Mensch.

Geburtshaus von Prof. Dr. Adolf Portmann
Zoologe
27. 5. 1897 – 28. 6. 1982

Diese Worte stehen neben der massiven Eingangstür. Der Hausbesitzer, der in dem Grossen Rat von Basel ist, hatte eine kunstvoll gemeißelte Steinplatte mit dieser Inschrift am Haus anbringen lassen. Die Zoologen aus Portmanns damaligen Klassen wurden zur Einweihung der Tafel eingeladen und von uns Hausbewohnern mit Wein, Orangensaft und Knabbereien bedient.

Der »junge Bursche« wohnte mit seiner Partnerin im obersten Stock. Er war ein bekannter Basler Kunstmaler und noch dazu einer von unseren Baslern, der eine der vier Fähren über den Rhein hin- und hersteuert. Lachend sagte er bei dieser Feier: »Vielleicht hängen unsere Tafeln auch eines Tages nach unserem Tod an dieser Wand!«

Im Haus wohnten damals noch ein junger Mann, der in der Filmverleihbranche arbeitete, seine Freundin, die mich zu ihren Kunstausstellungen einlud, und ein junger Polizist. Wenn die Haustür aufgeht, so begrüßt die altmodische, hellgrüne Teppichwandtapete, mit den weißen Blumenmustern, gleich jeden Eintretenden. Für mich war das ein Gefühl, das ich »Uterus-Feeling« nenne, da es mir wahrscheinlich in der Gebärmutter so wohl war wie dort! Es ist ein liebes, altes Haus, und ich fand es herrlich, darin zu wohnen. Im Gegensatz zu dem nörgelnden pingeligen Putz- und Ordnungsfimmel der »Großväter«, ist hier niemand ein Perfektionist. Waschküchendispute und Putzmarathons gab es keine, und die gelbe Steintreppe, die zum Eingang führt, darf ihre »Patina« behalten! Wir in diesem Haus waren Bücher-, Film-, Reise-, Kunst- und Kulturbegeisterte. Das Grillen im Garten, einander zum Essen einladen und DVDs austauschen geschah erst nach einiger Zeit. Am Anfang fühlte ich mich noch fremd und aufs Neue entwurzelt. Solche Dauerveränderungen machen Stress, die bei mir die Selbstverurteilung und Gewissensbisse, wie Teenagerpickel, zum Sprießen brachten. Ich konnte daher in den ersten Nächten nicht schlafen.

Ich wollte mein Umfeld vergrößern. Also nahm ich an einer Frauengruppe teil, in der das Thema »Verschiedene Glaubensrichtungen« mit einer Theologin diskutiert wurde. Das Haus, in dem wir uns trafen, erinnerte mich an das Haus und das Dorf, in dem Sam und ich vor unserer Auswanderung zehn Jahre lang gelebt hatten. Im Kreise der Frauen lächelte ich, fühlte mich aber nicht gut.

Eine Dame, die ihren achtzigsten Geburtstag feierte und mit ihrem hellen Haar und rosigem Teint viel jünger aussah, erzählte von ihrer intakten Familie. Besonders von ihrem modernen Vater und Großvater erzählte sie. Beide hätten schon zu ihrer Zeit überall geholfen: im Stall, in der Küche, im Haushalt, und mit ihr und den Geschwistern hätten beide Männer gespielt und Spielzeug gebastelt. Sogar mit dem Kinderwagen seien sie damals schon spazieren gegangen.

Wie musste das sein, in so einer Familie und ohne Sex aufzuwachsen. Es ging mir plötzlich noch schlechter, und als diese Dame von dem Hamster der Nachbarskinder erzählte, brach es laut aus mir hervor: »Mein Va-va-va-ter hat meine zahme Maus, die ich verste-e-ckt hatte, vor meinen Augen verbran-verbran-n-n-n-nt.«

Alle Augen richteten sich auf mich. Die Theologin sagte: »Ja, darüber haben Sie in Ihrem ersten Buch ja geschrieben.« Danach aßen wir schweigend den Geburtstagskuchen.

Zersplittert

Ich heulte in der Straßenbahn. Ich heulte auf dem Heimweg. Und ich heulte mich vor Scham, schon wieder, durch die ganze Nacht. Noch nie im Leben hatte ich so viel geheult.

Was hatte ich denn in dieser neuen Gruppe schon wieder getan? Anfänge, fremde Leute und Angst vor Ablehnung brachten mich außer Kontrolle. Auch nach dem Umzug fühlte ich mich noch nicht integriert. In der Nacht träumte ich vom Abschied von Wahine. Noch einmal erlebte ich den Schmerz der Endzeit in Silverdale, als ich über ihre Augen streichelte und sagte: »Wahine, ich danke dir, dass du in meinem Leben warst. Ich muss gehen, aber im Herz nehme ich dich mit.« Und noch einmal sah ich dicke Tränen über ihre Wangen und aus ihrer Nase kullern. Die ganze Nacht stand meine Stute am Gatter. Sie graste nicht. Sie trank nicht. Sie stand da und schaute zu mir herein, so wie ich zu ihr hinausschaute. Im Traum erlebte ich auch den letzten Ritt im Regen und Wind noch mal und sah, wie ich sie danach, auf der Okura-Farm, meiner Freundin übergab und ohne zurückzuschauen zu meinem Auto rannte.

Ich wachte auf und konnte mich nicht beruhigen. Warum versagte ich wiederholt bei meinen Tieren, Partnern, Kindern und Enkelkindern? Es war, als ob das »Im-Stich-gelassen-Werden«, das ich bei meinen Eltern kennengelernt hatte, sich über mich auf meine Kinder und auf die Kinder von ihnen übertrug.

In letzter Zeit war da wieder das Gefühl, als würde ich von fremden Mächten übernommen. Ich schloss mich in der neuen Wohnung ein, aber wo immer ich war, hörte ich wieder vermehrt:

Mutterstimme: »Versuch doch nicht, wie eine gleichberechtigte, erwachsene Frau zu schreiben! Das kannst du doch gar nicht! Du hast weder dieselben Rechte noch Fähigkeiten wie andere Menschen. Wenn du an Verleger oder an irgendein Amt schreibst, so musst du das kindlich originell tun, sonst wird dich niemand beachten, denn du bist anders und nichts. Eine Frau ist nur jemand, wenn sie, wie Madame Pompadour, viele Liebhaber hat!«

Ich danach zu mir: »Du bist nichts. Du bist niemand. Du bist unbedeutend, blöd, infantil und dumm. Mutter sagte ja, sie habe immer recht!«

Vater fuhr fort: »Und grausig! Jeden Monat sind Frauen blutig grausig! Du bist nicht ernst zu nehmen. Niemand liebt dich, und in allem, was du unternimmst, versagst du. Du wirst immer versagen! Wenn du schon schreibst, musst du dich dafür entschuldigen und musst Erklärungen und Rechtfertigungen abgeben. Du hast kein Recht, den Erwachsenen mit deinem kindlichen Unsinn die Zeit zu stehlen! Du wirst nie Geld verdienen, du minderwertiger, bloody stupid, Stinker! Falls du mal Gören hast, wird dich deine eigene Brut verlachen! Aber deine unterentwickelte Gebärmutter wird nie Gören hervorbringen! Höchstens Stinkweiber!«

Ich hatte Angst, verrückt zu werden. Letzte Woche, als ich in der Tram saß, lief ein Ehepaar mit einem Jungen und einem Mädchen vorbei, und meine Vaterstimme sagte: »Wie können dieser Mann und der kleine Junge, die das ›Richtige‹ haben und stolze Pimmelträger sind, diese stinkigen, minderwertigen Blut-Schlitzpisser neben sich dulden!«

Ich versuchte, die Vaterstimme durch Schreiben oder Lesen zu überhören, aber dann kam:

Sam: »Wann komme ich dran? Du solltest keine Bücher, nur die Bibel lesen!«

Belinda: »Du bist unstet. Ich bin dein Kind und nicht deine Mutter! Ich will nicht viel Kontakt mit dir. Falls du mal von Basel nach Melbourne auf Besuch kommst, kannst du nicht bei mir wohnen. Das ist mir zu nah!«

Arlette: »Ich will in meinem Geschäft lieber mit Fremden arbeiten. Du bist weder distanziert noch vornehm genug. Du bist hyperaktiv! Deine Mutter sagte, man könne dir weder vertrauen noch dir das Geringste zumuten oder *glauben!*«

Mein erster Mann: »So putzt man nicht gründlich genug! Du wirst nie eine Perfektionistin! »Du bist nicht gut genug, weil du nichts so gut wie meine Mutter machst!«

Vater sprang wieder ein: »Du machst alles falsch, wie alle Weiber! Die muss man knechten, sonst wird es ihnen zu wohl!«

Ich flüchtete in den kleinen Hinterhofgarten. Als die junge Frau des Kunstmalers, die den Garten pflegte, in den Garten kam, dachte ich, dass ich sie jetzt stören könnte, und ging zurück in meine Wohnung. In der Küche schrieb ich:

In der Mitte des Flusses schaute ich zurück
Da waren, hinter mir
die Verwirrung und Schuld
meiner Annäherungen an Fremde,
aus Sterbensnot und Hauthunger.
Ich war eine Untreue aus Lebensnot
und Sterbensängsten.

Aus bodenloser Vereinsamung,
die mich im Schlamm der gefühlslosen Isolation
in mir selbst ersäufte,
suchte ich außen nach Verschmelzung.
Das Eis in mir blieb unberührt.
Zwanghaft schrecklich, selbst verdammend, ließ ich
mich umarmen und zog
aus grenzenloser Sehn-»sucht« grenzenlos verletzte
Menschen an.

Halb tot
war ich selbst-zerschlissen
vom alten Ufer weggeschwommen,
war in der Mitte,
am Ort der Entscheidungslosigkeit,
gelähmt vor Angst,
noch einmal lange Zeit verweilt,
hatte zurückgeschaut,
bis ich den Mut fand abzustoßen,
um halb lebendig
am neuen Ufer anzukommen!
Und das Erklimmen neuer Ufer
stärkte meine Seelenlungen
zur selben Zeit,
wie meiner Psyche Muskeln.
Ich war ganz unten angekommen
und hatte nichts mehr zu verlieren.
Wo war ich selbstzerstörerisch
und wo
selbstheilend?

Kreise beginnen sich zu schließen

Nach einer Zeit
Nach einer Zeit
lernt man den subtilen Unterschied
zwischen eine Hand halten
und eine Seele in Ketten legen.
Und man lernt,
dass Liebe nicht zurücklehnen
und Zweisamkeit nicht Sicherheit bedeutet.
Und man beginnt zu lernen,
dass Küsse keine Verträge sind
und Geschenke keine Versprechen.
Und man beginnt, seine Niederlagen zu akzeptieren,
mit erhobenem Kopf und offenen Augen.
Und man lernt, alle seine Wege im Heute zu bauen,
weil der Boden von Morgen viel zu unsicher ist für Pläne
und die Zukünfte die Art haben,
auf halbem Weg zu zerfallen.
Und nach einer Zeit lernt man,
dass auch zu viel Sonnenwärme verbrennt.
So pflanzt man seinen eigenen Garten
und schmückt seine eigene Seele,
statt zu warten,
bis jemand Blumen bringt.
Man lernt, dass man wirklich ertragen kann,
dass man wirklich stark ist,

dass man wirklich wertvoll ist,
und man lernt und lernt,
und man lernt bei jedem Abschied.

Unbekannt

Das langsame Erklimmen meines Lebensberges

Irgendetwas stimmte nicht, es war, als ob ein dunkles Etwas in mir ans Licht drängte, Scham und falsche Rücksicht mir das aber zudeckten.

Als ich für Margret geschrieben hatte, gab mir das Ruhe und brachte Lösungen. Ich wollte das auch in Basel weiter versuchen.

Nachdem ich den Hund gerettet hatte, sagte ich: »Fly?« Du legtest den Kopf schief: Ein weißes Mondgesicht, voller Dreck, mit schwarzen Ohren und schwarzer, vor Trockenheit zerfurchten Nase.

Ich sagte: »Du heißt also ›Fly‹? Heißt du ›Fly‹, weil du fliegst wie der Wind? Oder weil du wie eine arme, verdrückte Fliege aussiehst? Wie wäre es, wenn wir deinen Namen auf ›Sky‹ ändern würden?«

Du blinzeltest mit den Augen.

»Und wie wäre es, wenn wir dir deine Würde zurückgeben würden, Hund, wenn wir dich ›Herr‹, also ›Mister‹, nennen würden? Hallo, Mr. Sky!«

Sah ich die winzige weiße Spitze am Ende deines schwarzen Schwanzes vibrieren? Ein ganz kleines bisschen?

Ich streichelte dich und sagte, du müsstest warten, da ich mich jetzt um mein Pferd Wahine kümmern müsse. Und du hast gewartet.

Ich atmete auf, aber in mir stieg eine seltsame Panik hoch, die verhinderte, dass ich weiterschrieb. Ich stellte frisches Teewasser auf, und sah die Augen meiner Tochter vor mir, sah, wie sie gähnte. Heute hatte ich ihr drei Pakete nach Australien geschickt. Sie würde mir deswegen nicht öfter schreiben!

Auch hatte ich heute zehn Sonnenblumen und ein schönes Kleid an Arlette geschickt, und moderne Renner an die Enkelkinder. Warum buhlte ich wie ein Bettler um sie? Wo war denn meine Würde?

Mein Drang zum Schenken war stärker als meine Vernunft, denn fand ich ein Buch oder eine DVD lebenswichtig für mich, so verschickte ich dieses an die zwanzig Mal.

Sind das abgeschwächt ähnliche Zwangshandlungen, wie mein Vater sie hatte, um mich zu missbrauchen?

Gott sei Dank habe ich *nur* eine ewig bemitleidende Jöööhmeriade, Schenksucht und Logorrhoe, also einen Wiederhol- und Sprechdurchfall. Oder habe ich mit diesen Dingen an meiner Familie unbewusst auch eine Art von Missbrauch begangen?

»Ja«, denke ich, »und auch mit all den vielen Besuchern im Kiwiland, denn überall suchte ich die Ersatzfamilie oder den Therapeuten, da ich immer noch, wie ein hilfloses Baby, nach dem Weg fragen musste. Sind mein nerviges Mitleid und das Schenken eine Opferidentifikation?

Ich sagte mir gehässig: »Wie lange willst du dich denn weiter so hinterfragen?« Und etwas sanfter antwortete ich mir: »Bis du das, was du suchst, findest. Sei nicht zu hart mit dir und lass dich ›werden‹.«

Langsam sehen und spüren

In dieser Zeit, in der ich mich von der Vergangenheit freizuschaufeln versuchte, hielt ich mich auch an Büchern wie an Rettungsflößen fest. Einmal beunruhigte mich eine Passage in einem Buch über Hirnforschungen. Es hieß da in etwa: Bei kleinen Kindern, die geschlagen und missbraucht wurden und keine Bezugsperson hatten, könne solcher Stress zu einem Defizit im Gehirn führen, da bereits neu ausgebildete Neuronen und deren Verbindungen dadurch zerstört werden konnten.

»Würde ich es mit meinem Gehirn in diesem Leben noch schaffen?« Diese Frage machte mir Angst.

In allen meinen Lebenssituationen seit der Schulzeit, bis zu Berufsausbildungen, in Beziehungen sowie nun während der letzten Jahre in Basel, war es mir, als ob verbindende Brücken, die andere zu haben schienen, bei mir fehlten.

Ich konnte verstehen, dass meine Kinder sagten, sie seien enttäuscht, eine solche Mutter wie mich zu haben, hätten sie aber eine blinde oder gelähmte Frau als Mutter erhalten, so könnten sie doch auch nicht wegen ihrer Blindheit oder Lähmung so grausam mit ihr umgehen? Oder doch?

Brücken bauen!
Später fand ich beruhigende Bücher über Hirnforschungen im Zusammenhang mit der Quantenphysik. Forscher beschrieben dort, wie die Energie unserer Gedankenkraft unser Leben prägt! Ich konnte alte Platituden über »positives Denken und positive Affirmationen« für mich neu überdenken. Also, wenn meine Gedanken über Jahre in Form von negativen Glaubensmustern und schmerzlichen Erinnerungen wiederholt kreisen, so fixieren und vernetzen sie sich nicht nur starr in meinem Gehirn, sondern sie haben eine Auswirkung: Sie verändern meine Sichtweise, mein Leben, dessen Qualität und mein Handeln! Gedanken sind *Dinge,* die noch unsichtbar sind! Sie beinhalten die Energie im unsichtbaren Bereich der Vorstellungskraft, die sich in irgendeiner Form *konkret manifestieren* kann! Jeder Kuchen, jeder Holztisch, jeder Mord, jeder Heiratsantrag etc. sind zuerst unsichtbar in Gedanken vorhanden! Darum können Gedanken gefährlich sein, und darum sagen die alten Schriften, dass wir einmal auch für sie verantwortlich gemacht werden.

Nach all meinem Suchen wurde ich durch solche Erkenntnisse vermehrt zum »Schmied meines eigenen Lebens« und konnte die fehlenden Brücken der Kindheit, heute als Erwachsene, selber immer besser flicken!

Das glaubte ich zumindest, aber mit der Zeit musste ich den Pionieren der Kinderpsychologie recht geben: Ich kann mich vor lauter »Heilenwollen« totschlagen: Ein zu lange eingefrorenes Herz wird, wie ein zu lange eingefrorenes Stück Fleisch, nie mehr so gut wie sein ursprünglicher Zustand.

Aber, durch das »Suchen des Heils« wird es angereichert und kann, wie ein gut gelagerter Wein, doch noch an kostbarem Bouquet gewinnen. *Meine Einstellung macht mein Leben aus.*

Nach und nach wurde ich damit fertig: dass ich nun mal *keine* Familie hatte, die zu mir stand, und mich meine Kinder vielleicht auf ihre Art liebten, *mich aber nicht mochten!*

Nachdem ich das als ihre Wahl akzeptieren und sogar respektieren konnte, fragte ich mich mit demselben Recht, ob ich denn meine Kinder ebenso mögen musste, nur weil sie meine Kinder waren.

Die Antwort, die ich fand, war: Natürlich liebe ich meine Kinder! Ich habe aber gelernt, dass ich sie durch eine »symbiotische Störung« (der Glaube meiner Mutter an eine falsche Art von Nähe) verwirrt habe. Sie stoßen mich zurück, um sich instinktiv zu schützen. Symbiotisch gestörte Eltern (Eltern, die im Säuglingsalter selber keine verbindende Nähe erlebten) leben unbewusst ihre Mankos durch ihre Kinder aus, in dem sie »alles zu gut meinen und die Freunde ihrer Kinder sein wollen«. *Das geht nicht!*

Kinder brauchen Grenzen, um ihre Eltern respektieren zu können, und wollen eigene Freunde, ob die den Eltern passen oder nicht!

Eltern dürfen ihren Kindern aber auch nicht alles (wie gelähmt) durchgehen lassen und sie, mit allem was sie wollen, verwöhnen, weil sie selber unter zu kargen Bezugspersonen Mangel erlitten haben! *Niemand darf durch einen anderen das kompensieren (nachholen), was ihm selber fehlte!*

Das ergibt einen Wischiwaschi-Wirrwarr und eine Vermischung von allen Rollen. In der Psychologie ist klar erkannt worden, dass Verwöhnen sowie Vernachlässigen ähnliche Entwicklungsschäden hervorrufen.

Ich erkannte also: Jeder hat die Wahl, sich seine Mankos früher oder später selber aufzufüllen, wenn er das will, *aber nicht durch einen anderen, denn auch das ist Missbrauch!*

Das gehört alles zu dem Begriff »Symbiotische Störungen«. Ich kannte den Begriff nicht, als ich aus lauter gut gemeinter »Liebe« (die scheinbar keine Liebe war) alle, die ich zu lieben glaubte, aus meiner Bedürftigkeit heraus verlor.

Es war eine CD von Frau Dr. Verena Kast: *Wege aus Angst und Symbiose**, die mir darüber die Augen öffnete.

Allmählich hörte ich mit meiner Nabelschau auf (ein Merkmal aller Süchtigen!). Ich war, als ich Neuseeland verließ, noch süchtig nach Nähe, Liebe, Drama und Leiden. Aber plötzlich sah ich eines Tages ganz bewusst die blühenden Blumen, die Vögel und den Baum in meinem Hinterhofgarten. Aus lauter Freude, die Wunder um mich wieder sehen zu können, schrieb ich Vorträge, um mich selber aufzustellen. Zwei davon hießen: »Falls du Wunden hast, siehst du auch die Wunder?« und »Ansteckende Lebensfreude trotz allem!« Kaum hatte ich diese Vorträge beendet, läutete, wie durch Magie, das Telefon! Eine Frau aus der Stadtbibliothek fragte, ob ich nicht zufällig einen Vortrag zum Thema »Lebenslust« halten möchte!

Danach klappte das mit Vorträgen in der ganzen Schweiz und in Deutschland.

* Verena Kast: *Wege aus Angst und Symbiose. Märchen psychologisch gedeutet.* Walter Verlag, 1991.

War es mir zu verübeln, dass ich an eine unsichtbare Macht, die auf positive Einstellung mit positiver Wunscherfüllung antwortete, zu glauben begann?

Eines Tages überraschte mich meine Tochter, indem sie zu einem meiner Vorträge kam. Ich konnte es kaum glauben, sie nach der langen Funkstille plötzlich mit einem neuen Partner an ihrer Seite vor mir sitzen zu sehen. Als ich sie hereinkommen sah, klopfte mein Herz zum Zerspringen, und ich konnte kaum sprechen.

Nach dem Vortrag eröffnete sie mir, dass sie ihren Mann nach zwanzig Jahren verlassen hatte, und stellte mir den sympathischen Mann an ihrer Seite vor.

Nach diesem beglückenden Abend sah ich auch meine Enkelin wieder. Ihre beiden Söhne lebten beim Vater, kamen aber regelmäßig zu ihr.

Eine Zeitlang ging es gut, bis alte Familiengeister sich uns noch mal in den Weg stellten, und ich mich noch einmal so abgelehnt fühlte, dass ich ihr schrieb, ich könne mich den alten Familienwunden nicht mehr länger stellen. Ich könne sonst bis zu meinem Tod nicht heilen. Es täte mir leid, aber ich müsse jetzt aus dem Familientanz aussteigen.

Leider konnte ich damals nicht sagen und begreifen, dass ich das tat, um meine Tochter und mich vor unverständlichen Reaktionen sowie vor weiteren gegenseitigen Verletzungen zu schützen.

Das war vor einigen Jahren, und obwohl mich das erneut beinahe umbrachte, ging es mit meiner Heilung seit damals besser voran.

Ich weiß heute, dass meine Tochter vieles von dem, was sie sich wünschte, erfolgreich erreichen konnte und beruflich und finanziell sehr gut dasteht. Darüber bin ich froh.

Meine Enkel durften von Anfang an wegen ihres Vaters keine Beziehung zu mir aufbauen. Das finde ich für uns alle tragisch. Alle diese unreifen, lieblosen Handlungen plus die verachtende Beeinflussung gegen mich, können für die Entwicklung einer Kinderpsyche sehr gefährlich sein. So etwas kann unabsehbare Folgen in sich bergen und erschwert die Entwicklung. Seit Jahren schrieb ich aus Angst vor weiteren möglichen Katastrophen Briefe an verschiedene Familienmitglieder, in denen ich um mehr Versöhnlichkeit, Verständnis und Güte plädierte. Denn ich glaube, dass, auch wenn Menschen, die sich einmal liebten, getrennt sind, die einst geknüpften, unsichtbaren Bande für alle Ewigkeit zum Heilen bestehen. Leider erreichte ich nur das Gegenteil.

»Zehn-Aren-Virus« – Rückschau

Früh riss mich das Läuten des Telefons aus dem Bett! Eine Freundin weinte am anderen Ende. Als sie sprechen konnte, sagte sie ohne Pause: »Ich möchte dich so bald wie möglich besuchen. Ich halte es in meiner Ehe nicht mehr aus! Bitte erkläre mir dann, wie du es mit über sechzig geschafft hast zu gehen. Bitte! Ich habe Angst, dass ich es nicht mehr schaffe, und ich will gehen. Ich habe in einem Sexbuch gelesen, dass der Alltag das Vorspiel für die Nächte sein sollte, und bei uns ist das seit Jahren nicht der Fall! Alles ist lieblos, langweilig und so selbstverständlich. Mir ist das Zusammenleben verleidet. Warum bist du gegangen? Wann werden wir Frauen denn vom Haushalt pensioniert! In drei Wochen ist er unterwegs. Dann könnte ich nach Basel kommen. Ich ruf dich an.«

Klick und Schweigen. Ich war mit keinem Wort dazwischengekommen.

Wie ich es geschafft hatte, nach der Auswanderung zurück in die Schweiz zu gehen? Und warum war ich vom Kiwiland weggegangen? Ich begriff nicht, warum diese direkt gestellte Frage mich erneut umschmiss, und warum ich, wie eine Kuh, noch mal anfing wiederzukäuen! Die Nadel im Gehirn kreiste in den alten Fugen, um die Undurchsichtigkeit meiner Vernebelung wegzukratzen.

Das Erkennen der Realität der Dinge hinkte wieder hinterdrein, wie war das denn gewesen? Das Einwanderungsvisa und die permanente Niederlassungsbewilligung hatten wir erst drei Jahre nach unserer ersten Kiwibesichtigung erhalten. Als wir nach den guten Eindrücken in Neuseeland unser Haus in Basel mit Vorfreude und auch Trennungsschmerzen räumten, sagte ich: »Wenn wir auf so einer kleinen Lifestylefarm, wie die auf dem Land außerhalb von Auckland wohnen, komme ich gerne mit.«

Das Bild von einem weißen Holzhaus mit rotem Dach inmitten von zehn Aren hing in der Küche, bis unser ganzes Hab und Gut (bis zur letzte Ketchupflasche) im Container verstaut war. Die kleine Farm auf dem Foto, mit einer Terrasse rundherum (wrap around Balcony), stand auf saftig grünen Wiesen. Dahinter befand sich ein Stück Regenwald: »A pocket full of bush«, eine Hosentasche voller Urwald, wie die Neuseeländer sagen.

Warum tat ich mir diese Rückschau noch mal an?

Zwei Pferde grasten friedlich davor, und da das Vieh das ganze Jahr im Freien sein kann, gibt es keine Ställe auszumisten. Würde ich den Mut haben, die Verantwortung für ein eigenes Pferd zu übernehmen? Pferde und ihren Unterhalt waren dort günstig.

Ich konnte mich nicht mehr stoppen. Alles tat mir weh. Es war wie im Zahnfleisch bohren.

Nach unserer Einwanderung fanden wir das allerschönste Haus, aber Sam fand, ich würde nicht realistisch denken. Wie ich Tim, dem Therapeuten, sagte, stand dieses Haus weiß leuchtend mit seinen prächtigen Giebeln auf einem Grundstück von zehn Aren und war von weißen Holzzäunen umgeben! Lieblich eingebettet lag dieses Prachtanwesen in dem begehrten Okura Valley, keine zwanzig Minuten von der Kulturstadt Auckland entfernt. Auf der linken Seite des Hauses befand sich ein Barbecue-Areal mit Swimmingpool.

Ich biss, um mich zu bestrafen, auf den kleinen Finger, bis er blutete.

Vor den Fenstern lag das Meer, etwas entfernter, als vor der Klippe des ersten Hauses in der Browns Bay, das uns zur selben Zeit auch angeboten wurde. Nur drei Minuten zu Fuß hätte Sam gebraucht, um fischen zu gehen, und eine eigene Bootsrampe wäre in der Bucht, unterhalb dieses Farmhauses, zusätzlich zu haben gewesen.

Auf dem Weg in die Stadt liefen meine Gedanken weiter. Sam wollte das Haus auf der Klippe! Sein Haus mit drei Badezimmern, vier Schlafzimmern und mit einer noch atemberaubenderen Aussicht auf das Meer kostete 1980 hundertdreißigtausend Franken. Das Okura-Valley-Haus sollte damals mit zehn Aren Land und einigen Zimmern mehr umgerechnet hundertfünfzigtausend Franken kosten.

Ich erwischte gerade noch die Achtertram. Außer Atem kam ich in der Bibliothek an. Ich nahm rasch fünf Hörbücher an mich.

Heute ist das Haus unbezahlbar! Sam aber hatte sein Herz an das Haus auf der Klippe verloren. Nach unserer Trennung verkaufte er das Haus seiner Wahl weit unter einer Million. Ich bekam die Hälfte davon, aber ein Drittel verlor ich beim Umwechseln in Schweizer Franken. Sam kaufte sich wieder ein Haus am Meer, aber dieses Mal war es ein Haus in einer Altensiedlung. In der Schweiz reichte mein Geld nicht einmal für eine Garage.

Ich fuhr wieder heim. In der Küche fand ich salzige Essigchips, Schokolade, gebratenes Hühnchen, ein Stück Torte, Tee, Apfelsaft und Ginger Beer, warum war ich ausgegangen?

Telefon! Die heulende Freundin heulte immer noch! Statt Mitgefühl war ich gehässig und wimmelte sie ab.

Warum schaute ich siebzehn Jahre zu, wie unsere Freunde ihre Häuser am Meer verkauften, um auf Lifestylefarmen zu leben. Sie machten das für einige Jahre und zogen dann wieder mit Begeisterung …

Warum war ich bloß am Telefon so böse gewesen?

… an einen neuen Ort! Ihre finanzielle Sicherheit im Alter hatten sie mehr als abgesichert, da die Landpreise immer nur stiegen, und ich hatte jetzt in Basel Existenzängste.

Wie ich die angeschnauzt hatte.

Eine Wut auf Sam bahnte sich an. Einige von unseren Freunden bauten mit der Zeit auf ihren größeren Parzellen ein bis drei bis fünf Häuser und verkauften sie dann, um sich früh und wohlhabend zur Ruhe zu setzen.

Die Teetasse fiel mir auf den Küchenboden.

Auf einer der Landparzellen in Kaukapakapa, in die ich mich wegen des eigenen Flusses und Sees im Busch verliebte, bauten die neuen Besitzer nach einigen Jahren sieben Häuser, ohne dass die Schönheit der Natur darunter litt. Land gab es damals in Neuseeland, in allen Preislagen, im Übermaß zu kaufen.

Ich schmiss die Schaufel mit den Scherben mit Wucht in den Mülleimer.

… unser ganzes Erspartes war in unserem Haus. Ich unterrichtete, seit wir angekommen waren, Aerobic, Jazzgymnastik und Fremdsprachen; bevor ich anfing, Bücher zu schreiben, und Sam flickte, zu Hause, Uhren für eine Firma, bekam aber vom Reinigungsbenzol eine virale Lungenentzündung. Und ich fand kein Mitgefühl für ihn, eher Scham über eine Verachtung, die in mir aufsteigen wollte.

Als unsere liebsten Nachbarn und Freunde, Margot und David, eine Kiwifarm in der Bucht der tausend Inseln kauften, war es für mich kaum auszuhalten, bei all diesen lukrativen Chancen zuzusehen. Viele Jahre waren wir bei ihnen in Kerikeri eingeladen.

Komm zum Punkt! Um Himmels willen komm zum Punkt oder hör auf! Was werde ich der heulenden Freundin sagen?

Ich zwang mich, mit dem Nachsinnen aufzuhören, und eilte zum Unterricht. Ich gab dem Teenager-Sohn des Direktors der Sprachschule und seinem Freund Englischunterricht und wurde, weil es so gut lief, von ihnen zu ihrer Konfirmation eingeladen. Das heiterte mich auf.

Am Abend wollte ich erst die Freundin anrufen, aber sie kam mir zuvor. Sie heulte nicht mehr. Sie sagte, ich sei blöd gewesen, meine ganze Sicherheit, meine Möbel und das Haus und das »versorgte, sorglose Leben in Neuseeland« aufgegeben zu haben, und überhaupt meinte sie: »Wie konntest du deinen treuen, lieben Mann, als er krank wurde, verlassen?«

Das saß! Natürlich floh ich danach zum Computer.

Die Geschichte von Gunilla und Selwyn – Angst vor Wut

Selwyn war auch ein Lehrer von Belinda. Mit ihm und seiner Frau Gunilla von Schweden hatten wir uns angefreundet. In der Zeitung sahen diese Freunde die Anzeige für ein solides Second-Hand-Holzhaus für 20000 Schweizer Franken. Sie kauften es. Die bisherigen Besitzer wollten auf ihrem Grundstück ein moderneres Haus bauen. So ließen meine Freunde, nach neuseeländischer Sitte, das Second-Hand-Haus in der Mitte entzweisägen, um es nachts auf einen breiten Laster zu hieven und innerhalb von zehn Stunden auf ihr Land in Leigh transportieren und dort aufstellen zu lassen! Das ist keine Hexerei, weil die Neuseelandhäuser wegen der Erdbebengefahr auf Stelzen stehen und aus leichten Holzgerüsten, wie aus Streichhölzern, gebaut sind. Manche Kiwis schleppen so ihre Häuser durch das ganze Land und sogar von Insel zu Insel. Es sieht lustig aus, wenn zwei Haushälften von einem Schiff durch das Wasser gezogen werden.

Gunilla und Selwyns neuester Stolz war also dieses alte Haus auf einem wunderschönen zwanzig Aaren großen Land mit entferntem Meeresblick, Weiden, kleinem See, Bächlein und Tannenwald. Neu aufgebaut und mit dem Land kostete dieses Paradies 100 000 Franken! Auch diese zwei hatten sich den Traum von einer eigenen Lifestylefarm erfüllt! Wo immer die zwei wohnten, vermieteten sie ihr Haus im Sommer. Mit ihrem Wohnwagen zogen sie dann los, um immer neue Strände, »die andere Insel«, Australien oder die Welt zu erkunden.

Die Kiwis vermieten ihre Häuser unbesorgt an irgendwelche Fremde, und als wir einige von ihnen fragten, ob sie nicht Angst um ihr Heim und um ihre Sachen hätten, sagten sie: »Es sind ja nur ein Haus und materielle Dinge!«

Diese Freunde luden uns in ihr neu aufgebautes Heim ein, nachdem ich von der viermonatigen Lesereise meines ersten Buches zurückgekehrt war. Als wir in ihr Haus eintraten, nahm mir nicht nur die Aussicht die Luft, sondern auch die Schönheit dessen, was unsere Freunde aus dem alten Haus gemacht hatten.

Nach einem typisch englischen Afternoon-Tea, mit Gurkensandwich und Dressing, war es an der Zeit, das Haus und die Umgebung zu bewundern: »Isn't it lovely?« – »Yes, it is. Isn't it? «

Stolz führten sie uns in den Garten. Dort bewunderten, lobten und priesen wir, wie das von uns erwartet wurde, ebenso gebührend ihren kleinen Wald, den See, das Meer und die Aussicht. Nichts tun die Engländer, Neuseeländer und Australier lieber, als ihre frisch renovierten Häuser zu zeigen! Die zwei führten uns über den gepflegten Rasen zur höchsten Stelle, von der aus ihr Land ebenfalls bestaunt werden wollte. »Isn't it incredible at that price?«

«Yes, it is. Isn't it? And with such a seaview!«

Ich sprang auf! Ich musste mich beeilen! In einer Stunde musste ich den beiden Buben Englischunterricht geben, und der Weg vom Kleinbasel nach Binningen brauchte Zeit. Tröstlich dachte ich beim Losrasen: Zum Nachtessen bin ich heute wieder bei Xu, morgen bei Michelle und Erik, übermorgen bei meiner Patentochter Momo und zum Lunch, am Tag darauf, bei Anna und Fabian in ihrem Fischerhäuschen am Rhein zum Essen eingeladen!

»Warum kommst du denn nur so schwer zum Punkt? Du wolltest doch eigentlich über deinen Wutausbruch schreiben«, riefen die Möwen über dem Rhein mir zu. »Ich weiß es nicht! Es ist eine Behinderung, wie ein Klumpfuß! «

»Oh Gott! Ich komme an die Wut von damals nicht heran, weil die Wut alles verändert hat, und ich wegen ihr noch einmal sehr vieles verloren habe.

Weil Wut, »Mich-wehren«, »Sprechen und Verbotenes sagen« mich immer beinahe alles kostete! Das erste Mal mit vierzehn passierte danach der Selbstmord meines Vaters, der Verlust meiner Mutter und meines Zuhauses in England. Und als ich mich zum zweiten Mal zu wehren versuchte und mich gegen die Schläge meines ersten Mannes wehrte, verlor ich das Sorgerecht für mein zweijähriges Kind, und nun, beim dritten Mal, verlor ich wieder mein Heim und die Familie – alles!

Wie war es denn zu der Wut gekommen, und was war damals passiert?

Wut und Neid

Nach dem Besuch bei Gunilla und Selwyn schlug in mir etwas um! Ich litt noch unter dem Jetlag nach den Monaten der Interviews, Lesungen, einem Inzest-Kongress und dem Praktikum in einer psychiatrischen Klinik. Der Abschied in Basel sowie die Streitereien mit Mutter, Arlette und ihrem Mann saßen mir noch in den Knochen. Sie hatten mich mit Vorwürfen überhäuft, weil ich in Neuseeland wohnte. Sam hatte mir Tonbänder mit dem schrillen Gesang der Grillen und dem Geräusch unserer Schiebetüren zum Balkon auf das Meer geschickt. Spöttisch sagte der Mann meiner Tochter: »Was sollen diese Lockbänder? Ihr seid doch verrückt! Man wandert doch nicht einfach aus! Weißt du, was du deiner Tochter damit antust?« (Siehe mein Buch *Die Seelen-Vergewaltiger.*)

Ich wusste damals nicht, dass meine Wut, die sich auf dem Heimweg von der Farm endlich Luft machte, der Anfang von unserem Ende war. Ich explodierte im Auto wie ein Vulkan! Ich wunderte mich, dass mein Herz, meine Lungen, die Leber und meine ganzen Innereien nicht an der Decke des Wagens klebten. Wutentbrannt und total außer mir hatte ich geschrien: »UND ich bettle nicht mehr! Jetzt handel ich! Ich will endlich auch meinen Neuseelandtraum leben! Dein Neuseeland ist langweilig und stinkt mir! Du bist so verdammt langweilig! Deine Religion ist so scheiß unecht, lieblos und phoney (scheinheilig)! Phoney! Phoney! Verdammt noch mal!«

Ich schrie wie am Spieß und Sam reagierte nicht. Er saß da wie versteinert. Das nahm mir die Luft und die Kraft, die ich eben noch im Bauch gespürt hatte. Erschrocken dachte ich, wie traurig er meistens zu sein schien. Er weinte oft, weil ich etwas anderes als sein Haus am Meer und seine religiöse »Hobard Freeman Gemeinde« wollte. Aber sein Christentum war für mich weder lebensfroh noch liebevoll. Vor allem war es nicht ansteckend! Ich sehnte mich nach gemeinsamer Fröhlichkeit, nach Ausflügen und Anregungen durch gemeinsame Gespräche. Und nach der kleinen Farm! Ich glaube, ich wollte einfach leben!

Ich legte das Heft weg und stellte mir Sam krank in seinem Haus in der Alterssiedlung am Meer vor.

War ich wirklich an allem schuld? Fanden meine Töchter das auch? Stimmte es, dass Inzestopfer und sexuell Missbrauchte, die durch ihre unsichtbaren seelischen Wunden so behindert sind, genauso wenig heiraten sollten wie andere Behinderte?

War die Gefahr, diese Behinderung weiterzugeben, genauso groß wie bei Behinderungen genetischer Art? Wie wirkte ich mit all dem Abgestorbenen in mir auf meine Partner, Kinder und Freunde? Und was soll ein missbrauchter Mensch mit den Langzeitfolgen der Ungerechtigkeit eines Täters tun?

Es läutete an der Haustür. Ich machte nicht auf, sondern schlich mich auf Zehenspitzen in mein Himmelbett.

Hatte Sam sich zu früh pensionieren lassen? Was war los mit dem so interessanten Mann, den ich damals geheiratet hatte, der einst Expeditionsfotograf der Universitäten Michigan und Princeton gewesen war? Ach, diese verdammte Grübelei!

Das Radio spielte leise, und immer wieder machten mich Lieder, die meine Teenager mitgesungen hatten, wehmütig. »Killing me softly with his love«, »Here comes the rain again«, »Funky Town« (dass hatte ich in meine Jazzgymnastik eingebaut), »Sailing«.

Ich stellte ab, machte den Laptop auf und überlegte, wie viele Male ich Heimat und Familie verlor. Ich verliere Heime und Familien, so wie andere Leute ihre Regenschirme verlieren!

Am 9. März 1936 wurde ich in Basel geboren.

Mit neun verlor ich mein Zuhause zum ersten Mal (Sprache Deutsch). Da verließ meine Mutter mit mir unsere Zweizimmerwohnung in Basel, um nach England zu meinem Vater zu ziehen.

Vierzehn war ich beim zweiten Mal (Sprache Englisch). Da wurde ich, nach dem Selbstmord meines Vaters, weil ich über den Inzest gesprochen hatte, von Vaters Firma, als ob *ich* die Schande wäre, in ein Institut in die Schweiz geschickt. Ich verlor dabei auch die Mutter (Sprache Französisch).

Mein drittes Zuhause verlor ich mit dreiundzwanzig (Sprache Deutsch). Da verlor ich die Ehe mit Partner, das Sorgerecht für meine zwei Jahre alte Tochter Arlette, die Wohnung plus Inhalt, das Auto, welches ich gekauft hatte, sowie jegliche finanzielle Unterstützung. Da mein damaliger Partner von der Mutter-Hausfrau zu mir wechselte, lebte er sein Junggesellenleben weiter, und da meine Eltern beziehungslos gelebt hatten, wusste ich nichts über die Ehe.

Einen Beruf hatte ich nicht. Nach der Scheidung machte ich das Gymnastiklehrer-Diplom vom Erbe meines Vaters.

Zweiundvierzig war ich beim vierten Mal (Sprache Deutsch). Mein zweiter Mann und ich hatten ein Haus auf dem Land außerhalb von Basel gebaut. Das verschwand, als er mit mir und unserer Tochter Belinda nach Neuseeland auswanderte.

Und beim fünften Mal war ich zweiundsechzig. In Neuseeland verlor ich unser Haus am Meer, da sich unsere ehelichen Schwierigkeiten vertieften.

Umgekehrtes Heimweh

Wenn ich mich zwischen Basel, Neuseeland und den verschiedenen Seelenanteilen in mir zerrissen fühlte, schloss ich mich ein und blätterte schutzsuchend in meinen Tagebüchern. Gestern habe ich der Pfarrerin der TV-Sendung über Niki de Saint Phalle geschrieben und ihr gesagt, wie ich weiterhin versuchte, mich an den verschiedenen »Steppingstone Inselgeschichten« zu orientieren.

»Im Moment sind die Kälte, der Regen und die Feuchtigkeit in Basel, nach dem langen Winter, beharrlich. Im Kindergarten nebenan sangen die hellen Kinderstimmen nun schon zum dritten Mal: ›Komm lieber Mai und mache die Bäume wie-ie-der grün.‹

Gehässig schaute ich in den triefend tropfenden Hinterhofgarten und biss auf den Kugelschreiber. An solch trüben Tagen fragte ich mich, warum ich denn tatsächlich nach zwanzig Jahren von Neuseeland weggegangen war.

Plötzlich sehe ich vor meinen Augen die Aussicht von unserem Haus am Meer an der Browns Bay. Ich schaue einem Tuivogel zu. Er holt sich aus dem roten Kelch einer Flaxsrispe Nektar.

Und da liegt vor uns die Insel Tiritiri wie ein faules Krokodil im Halbschlaf, der kleine Leuchtturm steht zwischen seinen Ohren. Nachts tanzt sein Licht, gemächlich wie ein entspannender Tango, in unseren Stuben. Der Duft des knusprigen Toasts beim Frühstück steigt mir, vermischt mit der Meeresluft, in die Nase. Die Sonne verwandelt den Tee in unseren Tassen zu schimmerndem Bernstein. Das bringt mich beinahe schon wieder zum Weinen, weil ich dabei an die Bernsteinkettchen an den zarten, weißen Babyhälsen meiner Enkelkinder in Basel denken muss und an Arlette, zum Glück muss ich gleich losrasen.

In sechs verschiedenen Centern in den Vororten von Auckland gebe ich Jazzgymnastikkurse. Mit fünfundvierzig tanze ich schlank und im hellblauen Gymnastikanzug mit den Klassen zu den Rhythmen von ›Do You Think I'm Sexy‹, ›Another One Bites The Dust‹, ›Upside Down‹, ›Funky Town‹, ›Cry Me A River‹ und ›Sailing‹. Bis zu acht Stunden am Tag tanze ich vor, bin aber am Abend kein bisschen müde. Zum Schlafen brauche ich dann Oropax, Valium plus Seresta, aber auf der Bank sammelt sich das Geld für Flugbillette, für den Fall, dass ich nach Hause fliegen müsste, wegen Geburten, Krankheiten, Beerdigungen.

Am Abend genießen wir unsere ›Familytime‹, indem wir zur Rothesay Bay hochfahren und uns vom besten chinesischen Takeaway Fried Rice mit Rind, Nüssen und Krevetten holen und dazu im DVD-Shop nebenan zwei bis drei Filme mitnehmen.

Neben der Sehnsucht nach meiner älteren Tochter bedrücken mich nur die Briefe von Mutter mit ihrem dauernden Zank und Druck. Und schade finde ich, dass Sam mich nicht zärtlicher berührt und dieses Haus statt des Hauses mit den zehn Aren Land im Okura Valley gekauft hat.«

Zischend brachte mich das Sprudeln des Teewassers wieder einmal in die Gegenwart meiner Basler Küche zurück, doch die Gedanken und Schuldgefühle rollten hier, wie die Wellen an Neuseelands Stränden, weiter.

Mensch Meyer, wo sollte das denn hinführen? Immer noch schrieb ich mich in Basel, wie schon seit Jahren in Neuseeland, durch die Tage und Nächte und kam vom Computer, wie von einer Sauerstoffflasche, nicht los!

Ich hoffte so inbrünstig, durch das Schreiben eines Tages die Einsichten zu erhalten, die mir helfen würden, meine Eltern, meine Kinder, meinen Mann, das Leben und mich besser zu verstehen, so dass ich es merken würde, wenn ich vor Überbedürftigkeit Leute überfordere. Das tue ich jedes Mal, wenn ich glaube, von jemandem gemocht zu werden! Damit vertreibe ich blindlings alles, was ich anziehen möchte und hocke am Computer, um so peinliche Situationen zu vermeiden.

Ich stand auf und sagte laut: »Move, woman, move! Get out of your rut and get off your but *and stop feeling sorry for yourself!«* (Bewege dich Frau, bewege dich! Hol dich aus deinem Trott und erhebe dich von deinem Hintern und vor allem, höre auf, dich zu bemitleiden!)

Computerabsturz

Ich hatte etwas total Positives erlebt! Darüber wollte ich sofort schreiben und konnte es kaum erwarten. Ich stellte den Computer an und entsetzt schaute ich auf den toten Bildschirm. Nichts passierte, nichts erschien!

Hatte ich durch einen falschen Tastendruck meine ganze Arbeit der letzten Jahre verloren? War der Computer kaputt? Das durfte doch nicht sein!

Für das Diplom hatte ich Hunderte von Seiten geschrieben, und mein Buch wäre, nach bald zehn Jahren, beinahe fertig gewesen! Und an meinem fünften Buch: »Frau Meyer kommt auf die Welt« hatte ich nebenbei auch gearbeitet, Himmel! Nein! Ich drückte, ich schüttelte, ich versuchte an- und abzustellen. Ich machte alles, was ich konnte, aber der Computer war gestorben, nichts rührte sich mehr.

Wie über abgestorbenes Laub stapfte ich über die alten korrigierten Blätter von gestern in die Küche. Lustlos zwang ich mich zu einem Stück Brot, ließ die Hälfte liegen und stapfte mit voller Tasse zurück.

Zugegeben: Ich hatte Angst davor gehabt, die harzige Schwangerschaft mit diesem Buch zu beenden. War das die Strafe dafür, weil ich nicht in eine postnatale Depression der kreativen Leere fallen wollte?

Verdammt!, schrieb ich auf einen Papierblock. Ich wollte meine Einsichten heute unbedingt, wie Sardinen in Öl, im Computer konservieren! Und jetzt geht das nicht!

Gerade jetzt, nachdem ich so etwas Tolles erlebt habe, ich muss es erzählen! Denn vom Wesentlichen bin ich geheilt! Geheilt, geheilt!

Ich sah kurz das schöne Gesicht von Belinda vor mir, die sagte: »Ach Mum, das hast du doch schon so oft gesagt!« Ich schob es weg.

Geheilt von dem, was mich und alles an mir grausig machte, und jetzt verdirbt mir dieser blöde Computer alles, an dem ich in der Ausbildung und sonst, so hart gearbeitet hatte.

Ich lief mit dem Schreibblock zurück in die Küche. Auf Papier schreibe ich nicht gern. Dann habe ich tausend Fetzen und schmeiße sie beim Ordnen weg.

Plötzlich hörte ich ein Geschnatter. Ich rannte ins andere Zimmer und sah, dass der Computer jetzt am Suchen war! Ich küsste ihn auf seinen Scheitel, aber er fand nichts mehr. An der gelben Teetasse hielt ich mich, immer noch, mit zitterigen Händen fest. Auf der nun plötzlich wieder hellen Bildfläche wurde eine Sanduhr sichtbar. Hoffnung! Doch es passierte nichts. Ich hielt das nicht aus, raste zum Himmelbett und schlüpfte unter die Decke. Nachdem ich eine Zeitlang meine hilfreiche Todstellkäferhaltung eingenommen hatte, formte sich in Gedanken das, was ich auf dem Computer schreiben wollte, und ich holte einen besseren Block:

Eine unglaubliche Heilung
»Nicht wahr, jetzt redest du nicht mehr von früher«, sagte Anna.

Ich will ja lernen, nicht mehr zurückzuschauen, und habe mich über meinen Drang zum Sprechen (auf Baseldeutsch Schnurepflutteri und auf Lateinisch Logorrhoe) oft geschämt!

Aber ich verstand nicht, warum ich bestraft wurde, wenn ich sprechen wollte, nun endlich sprach, und wieder nicht sprechen sollte. Ich sprach dann durch ein Buch, weil niemand mit mir sprechen wollte und mir niemand glaubte, aber danach schnitt mich erst recht die ganze Familie. Dabei hatte ich gehofft, dass sie mich durch mein Buch besser verstehen würden. Ich begann wieder zu stottern, wie schon als Kind. Aber es war nicht nur ein Stottern der Worte, es war hauptsächlich ein Stottern in allen meinen stotternden Taten und hilflosen Gebärden; und laut meiner Tochter, in meinem Blick, den sie hasste!

Es wird mir immer noch schwindlig, wenn ich einer Autoritätsperson lange beim Sprechen in die Augen schauen muss, und wenn ich nicht wegschaue, so stottert es aus mir, sogar die Augen stottern.

Man erklärte mir an der AIT in Auckland, dass ein Baby in den Armen der Mutter die Mutter anschaut, dann quietschend und strampelnd voller Entzücken wegschaut, um danach wieder den Augenkontakt zu suchen. Danach schaut das Baby wieder weg, denn es verträgt keinen zu intensiven Blick.

Solipsistische Mütter (Mütter, die durch ihre Kinder leben und wegen der eigenen Bedürftigkeit klammernd kontrollsüchtig sind) mögen das »Wegschauen« nicht. Wenn meine Mutter mich zu dem intensiven Blick zwang, verursachte das bei mir ein unangenehmes Stotter-Schlotter-Gefühl, ausgelöst durch Unbehagen und Schwindelgefühle. Aber wenn ich wegschaute, war sie beleidigt und fragte, ob ich etwas vor ihr zu verbergen hätte. In der Schule, im Institut, an der AIT und letztlich in der Trauma-Heilung-

Ausbildung wurde mir beim Sprechen mit Lehrern wieder komisch, wenn der Augenkontakt zu intensiv war. Dann fing mein Körper, innen und außen, zu stottern an, aber richtig schlimm stotterte ich vor meinem Vater. Eines Tages fing ich an zu üben! Ich stellte mir meinen Vater vor und übte vor dem Spiegel!

Es ging nicht. Ich zwang mich.

Ich nahm es auf Tonband auf, und das Folgende kam dabei heraus: »Vater, i-ich glaube, ich weiß nicht, wie man spri-spricht oder gut kommu-komuni-iziert. Deshalb hat bei mir das Spre-sprechen katastroph-phale Folgen, und wenn ich jetzt schrei-eibe, so schrei-ei-ei-be ich wie ein geistig behindertes Kind, unter dei-deinem Bl-i-i-ck. Wenn ich spra-ach, um zu versuchen, fröhlicher le-le-, um leben zu können, wurde ich jedes Mal bestraft, Vater!

Oh Gott, Vater! Ich muss alles au-aufschrei-eiben, da ich mit dir nicht spre-spre-chen konnte, da-a du dich umgebra-acht, verschoss-erschoss -schossen hast, dass ich nun in ein Ba-ba-a-dezimmer gehen kann ohne die-die Er-, die Er-, die Erinn-erinn-erungen, denn im Ba-im-Bade-, denn im Badezimmer war es am schlimm-, am-schlimm-, amschlimmsten gewesen, Vater.

Aber es sind die Folgen, die ich durch spre, die ich durch spre, die ich durch sprech-durch sprechen, und nun durch schrei-ei-ei-ei-ei-, durch schreiben loswerden will, aber im Ba, aber im Ba, im Ba-a-badezimmer hast du bis jetzt gewartet, und ich will dich do-do-dort nicht mehr! Ich bin eine F-f-frau, und Frau-au-en sind gut und dürfen zum Pinkeln s-s-si-sitzen!

Ein verletztes Gehirn darf verrückt werden, ein verdorbener Magen darf sich erbrechen, warum darf eine Se-s-e-e-Seele das ni-i-icht auch durch s-s-sprechen tun, Vater?

Ich will mich ni-icht immer schäm-schämen, wenn ich mit jemandem spr-spr-eche!

Sicher will ich nicht all-a-alles aufschreiben, was du mir täglich im Ba-, täglich im Ba-im Ba-ba-, im Bade-Badezimmer angetan hast! Aber diese Folgen im Alltag, sie machen mich ver-ver-rü-verrü-rückt, und dir und der ganzen Wewelt will ich das nun sag-sa-sa-sag-sa-sagen, Vater, denn so gehen solche Kin-kinder kaputt.

Täglich hast du mir im Badezimmer beigebracht, dass ich mich schäm-schäm-schämen, dass ich mich schämen muss, weil ich weiblich bin und dass ich zu verabscheuen bin, da-da-da-a-s an mir zu haben, was ein wei-was-ein-wei-weibliches Wesen an sich ha-a-hat. Vater.

Ich lebte immer im fal-im-falsch-im-falschen Körper und schämte mich stündlich, eine Fr-au-, eine-Fr-Frau zu sein, weil du, mein Va-a-ter, mir sagtest, dass ich mich zu schämen habe, da-da-fü-für, dass ich beim Pi-pi-pinkeln nicht steh-steh-e-hen kann.

Wei-weiblich ist zu ver-ach-, ver- abscheu-, abzulehnen und muss bestraft we-werden. Du hast mich dafür, dass ich eine Frau bin, jeden Ta-Tag an allen meinen weiblichen Stellen bestraft, hast meine wa-wachsenden Brüste mit Bandagen unterbun-bunden, und die Scham werde ich nimmer looooos.

Die Mu-, die-Mu-, die Mu-u-u-utter hat mich auch ni-ni-i-cht wert gefunden, mir zu hele-, zu-hele-hele-fen. Sie sagte auch, ich sei als Mä-, als-Mädche-en nicht sau-sau-sauber.«

Schweißgebadet stellte ich das Tonband ab und setzte mich. Ich zitterte am ganzen Körper, und als ich zurückspulte, hörte ich mich sagen: »Vater, sage nichts mehr zu mir! Geh für immer weg! Vater, sage nichts mehr zu mir! Geh für immer weg! Vater, sage nichts mehr zu mir! Geh für immer weg!«

Bei diesem Satz fiel mir meine Tasse auf den Boden. Ich musste aufs Klo!

ER WAR NICHT MEHR DA!

Ich setzte mich hin und pinkelte zum ersten Mal, ohne mich dabei schlecht zu fühlen!

Nicht alle Frauen schämen sich

Ich saß in der Tram. Vis-à-vis saß ein kleines, dunkelhäutiges Mädchen. Es gähnte. Als ich die runde, rosarote Öffnung sah, musste ich nicht an Vater und seine Genitalien denken! Ich musste weder würgen, noch hatte ich das Gefühl zu ersticken und konnte, ohne den Vater im Kopf und im Körper, heimlaufen. Ich hätte hüpfen können!

Nur als in der Tram der Mann neben dem kleinen Mädchen ihm liebevoll über den Kopf gestreichelt hatte, wurde ich, wie immer, wenn ich fürsorgliche Eltern sah, voll der grenzenlosen Trauer. Wie schön muss das sein, zärtliche Eltern und einen Vater ohne sch-sch-schsch… Durch die Trauer fragte ich mich, wie vielen Menschen mein Vater das Leben indirekt kaputt gemacht hatte. Mein Leben, das Leben meiner ersten Kleinen, meines ersten Mannes, meines zweiten Mannes, meiner zweiten Kleinen und meiner Enkel.

Vater war in meinem Bett, in meinem Körper, in meinem Herzen und in meiner Kindheit ein Erdbeben! Die Nachbeben kamen, ohne dass sie vorauszuberechnen waren, um mich und alles um mich zu jeder Zeit durchzuschütteln. Mit den Trümmern stand ich sehr alleine da. Das Schlimmste war, dass ich mich dafür schämte, weil man mir die Schuld für die Erschütterungen gab. Ich dachte an alle meine kaputten Beziehungen, Berufe, Jobs, Anfänge und Gelegenheiten … Ich hatte Partner angenommen, ohne mich zu fragen, ob wir zueinander passten, weil ich mich gar nicht traute, sie abzulehnen, sonst würde mich vielleicht nie mehr jemand fragen.

Es war nur ein lustiges Kinderwort

Die Geschichte von diesem Wort ist meine einschneidendste »Heil-Insel-Geschichte!«

Als ich von Freundinnen erfuhr, sie hätten ähnliche Gefühle gehabt wie ich, konnte ich das lustige Wort, das man in der Schweiz für die privaten Teile eines Mädchens gebraucht, aussprechen. Später erzählte ich ihnen von meiner Heilung und sagte das lustige Wort laut, da kicherten wir alle wie kleine Schulmädchen. Das lustige Wort hatte mich nämlich in weiten Teilen geheilt!

Meine Freundinnen sagten, auch ihnen sei es schwer gefallen, ihren Körper schön zu finden und »diese Teile« sowie die Menstruation etc. als okay anzunehmen. Sie erzählten vom weltweiten Erfolg des Theaterstückes »The Vagina Dialogues«. Mich hat das erstaunt, und ich fühlte mich nicht mehr so allein und anders als andere.

Dank der Gespräche mit meinen Freundinnen traue ich mich jetzt zu erzählen, was mir passierte.

Ich wurde mit meiner Freundin Anna von ihrer Kusine zu einem Konzert in den grandiosen Konzert- und Kongresssaal in Luzern eingeladen. Nachdem ich, durch die vergangenen Erlebnisse und »das Wort«, das ich gleich schildern werde, erkannt hatte, dass Frauen nicht so grausig sind, wie mein Vater immer sagte, konnte ich, ohne die ständig störenden inneren Stimmen, der Solistin des Konzertes zuhören.

Ich hatte mich eigentlich aufgegeben und geglaubt, nie mehr ohne dieses andauernde, quälende Geschwätz in mir leben zu können. Aber plötzlich konnte ich eine Frau dort vorne, die Geige spielte, als Frau bewundern und mich, ohne die Streitgespräche zwischen mir und mir, an ihr erfreuen.

Früher hätte sich in mir Folgendes abgespielt: *Ich zu mir:* »Schau! Die Frau ist doch okay.«

Stimme in mir: »Ja, die schon, aber du nicht.«

Ich: »Warum nicht?«

Stimme: »Weil du eine Vagina hast, das ist nicht okay.«

Ich: »Warum nicht? Die hat doch auch eine und durfte Konzertviolinistin werden.«

Stimme: »Weil deine Eltern dich hassten und fanden, es sei eine Schande, eine Vagina zu haben und eine ›Olivia‹ statt ein ›Oliver‹ zu sein.«

Ich: »Warum soll das eine Schande sein? Männer gehen doch sogar zu Prostituierten und bezahlen noch für Vaginas!«

Stimme: »Weil Frauen bluten und schmutzig und stinkig sind und viel minderwertiger sind als ein Penis und die Vaginas der Prostituierten nur für die Lust der Männer da sind.«

Ich: »Warum denn? Vaginas sind doch ganz normal und dazu da, Kinder zu gebären, schöne Gefühle zu geben und das Pinkeln zu ermöglichen?«

Stimme: »Ja, aber Vater sagte, du bist eine grausige Schlitzpisserin und müsstest dich immer schämen, da Frauen nichts so gut können wie Männer und dumm, hysterisch und wertlos sind.«

Ich: »Aber die Frau da vorne durfte doch Geige und Viola spielen lernen. Die ist doch großartig und super! Schau doch die tollen Frauen im Saal. Die müssen sich doch sicher nicht alle schämen, weil sie Frauen sind.«

Stimme: »Nein, die haben aber sicher Eltern gehabt, die sie gefördert und unterstützt haben in ihrem Frausein. Die wissen nicht, wie das ist, sich so grausig zu empfinden. Die würden dich nie verstehen. Niemand versteht dich, da du so anders und so minderwertig bist. Alle haben Familien und Geschwister und du nicht, denn du bist nicht okay und verdienst nichts!«

Das war zermürbend. Ich wurde das keinen Tag los. Niemand kann sich vorstellen, wie schwer es war, mit all dem Krach in mir ein ruhiges, normales Leben für alle aufrechtzuhalten. Aber all das war jetzt vorbei, denn vor dem Konzert passierte mir das Wunder durch ein Wort.

Als ich mit Anna unterwegs war, musste ich dringend auf die Toilette. Sie sagte lachend: »Du musst halt dein Schnaggli* noch eine Weile zusammenziehen, bis wir ein Klo finden!«

* Schweizerdeutsche Kosebenennung für die weiblichen Genitalien. Häufig mit kleinen Kindern gebraucht.

So einfach war das gewesen, so einfach! Das hatte, auf einen Schlag, mein ganzes Leben verändert! Nur dieser eine kleine Satz vor dem Konzert und meine gesamte Ver»rücktheit« wurde zurückgerückt und zurecht«gerückt«! Denn dabei kam in mir eine neue Überzeugung: »Meine Freundin schämt sich offenbar nicht für das, was sie hat. Sie und ihr Mann sind zufrieden damit. Also kann ich es auch einfach als okay annehmen und zufrieden sein!«

Und so wurde ich, durch einen zufälligen Satz mit einem lustigen Kinderwort erlöst!

An diesem Punkt, den Anna ahnungslos ansprach, muss das Kind in mir einst zutiefst verletzt worden sein, es muss, aus irgendeinem Grund, auch total steckengeblieben sein!

Meine Freundin war mit ihrem erlösenden Zauberwort für mich das, was der Prinz für Dornröschen mit seinem erlösenden Kuss war. Er erlöste die Erstarrung des hundertjährigen Schlafs! Von diesem Moment an erhielt ich einen neuen Zugang zu der Symbolik in den Märchen, Legenden und Sagen und auch zu denen, die in einigen der Bibelgeschichten versteckt sind.

Allmählich erhielt ich eine neue Klarheit, redete weniger, und wenn ich sprach, kam ich schneller auf den Punkt. Ich hoffte, die Drachen im Wald meines Lebens nun bald alle erschlagen zu haben!

Nach der Konzertpause konnte ich die Frau mit der Geige noch freudiger anschauen und ohne Schmerz an die Zeit zurückdenken, als ich mit zehn Jahren in England von Mutter in mein erstes Geigenkonzert mitgenommen worden war. Nachdem Ginette Neveu das Max-Bruch-Violinkonzert unter der Leitung von Sir John Barbirolli meisterhaft beendet hatte, herrschte vor dem Applaus, eine intensive Stille im Saal. Mir waren Tränen über die Wangen gerollt, da ich schon damals, trotz der hässlichen Taten und Worte meines Vaters, begriff, dass es etwas Schönes wie Musik und begabte Frauen gab.

Aber nach der reinen Herrlichkeit mit Ginette Neveux musste ich trotzdem zum Vater ins Bett und mich gar grausig anfassen lassen. Am nächsten Tag erfuhr ich, dass Ginette Neveu mit dem Flugzeug abgestürzt war. Als Kind dachte ich, der liebe Gott schien Schönes und Grausames nicht voneinander zu unterscheiden. Das musste man auf dieser Welt scheinbar einfach so hinnehmen, und nichts durfte als *schlimm* empfunden werden. Nicht, wenn Gott selbst so viel Schreckliches, scheinbar, in Ordnung fand.

Viel später erst konnte ich, als ältere Frau, spüren, wie *schlimm* das ist, wenn man *nichts als schlimm* empfinden kann, da einem gesagt wurde, dass das *Schlimme,* dass einem täglich angetan wurde, *gar nicht schlimm,* sondern normal sei.

Als ich in Luzern so viele Jahre später wieder eine Geige spielende Frau hörte, wusste ich zum ersten Mal *wirklich:* Die Vergangenheit ist vorbei!

Nie mehr würde mich jemand, gegen meinen Willen, dort anfassen! Nie mehr würde ich glauben, dass das, was ich habe, nicht genau so okay ist wie bei allen anderen Frauen dieser Welt auch! Ich sagte es mir immer wieder.

Im Konzertsaal hatte ich mich neben Anna plötzlich ganz gerade hingesetzt! Ich konnte aufatmen und mich entspannen. Das alte Grauen vor mir selbst war weg! Es war weg, und ich ahnte, dass es jetzt auch wegbleiben würde!

Kurze Zeit danach schrieb ich in mein Tagebuch: »Von da an wichen die ununterbrochenen Selbstverteidigungsgespräche. Sie verschwanden wie in einem weichen Nebelmeer, welches die kranken Nebelschwaden-Fetzen Tag für Tag mehr auffraß.«

Ich kann jetzt zuschauen, wie sie weichen, denn in der Tram und überall sage ich, wenn die alten Reaktionen kommen wollen: »Nein! Ich bin jetzt in Kontrolle! Und ich wähle, statt zu reagieren, selbständig zu agieren! Darum wähle ich jetzt das, was mein Vater an mir grausig fand, als reizende Rosenknospen anzuschauen!

Von der Zeit der Kinderheime und Vaterplage bis heute habe ich über sechzig Jahre gebraucht, um zu der Einsicht zu kommen, dass ich als Frau okay bin! Ich kann mich endlich in mir wie ein zahmer Vogel in seinem Nest wohlig niederlassen!

Als sich gestern in der Straßenbahn ein kleiner Junge an den Penis fasste, konnte ich die Reaktion meines »inneren, geheilten kleinen Mädchens« beobachten. Sie blieb ruhig. Sie sagte sich, dass der Junge wahrscheinlich aufs Klo musste, und dann dachte sie gar nichts mehr. Der kleine Junge wurde nicht mehr zum kranken Monster, der ihr Vater war. Die inneren Turbulenzen waren verschwunden.

Noch vor kurzer Zeit wäre sie von Gefühlen wie Angst, Neid, Hass, Erinnerungen, Würgen im Hals, Herzklopfen, Wallungen, Ekel, Bedrohung und Bildern von sinnlosen, kriminellen Taten und von ihrer eigenen Grausigkeit überschwemmt worden. Ich weiß jetzt, dass ich ein Recht habe, in Sachen Bett »Nein« zu sagen. Und nur »Ja«, wenn ich das will! Ich weiß jetzt auch, falls ich »Ja« sagen will, dass weder

Sex noch ich schlecht sind! Mit beinahe siebzig ist es irre toll, das zu erfahren!

Damals in England im Konzert, als ich die strahlenden Kinderaugen der anderen Kinder sah und bemerkte, wie diese Kinder ihre Eltern anschauten, hatte ich mich gefragt, weshalb es das für mich, in einer Welt, in der solche Musik existierte, nicht auch geben durfte. Ich hatte, von Jahr zu Jahr mehr, geglaubt, ein ganz besonders schlechter Mensch zu sein.

Heute glaube ich das, außer in der eigenen Familie, nicht mehr, denn in Luzern winkte ich, beim Verlassen des Konzertsaal, meiner Neunjährigen von damals heimlich zu. In Gedanken sagte ich zu ihr: »Ich habe es vor dem Ende dieses Lebens für uns beide noch geschafft!«

Ich bin unglaublich froh, und in mir singt oft fröhlich das Hauptthema der Bruch-Symphonie: Jam-ta-di-dah. Jam-ta-di-dah. Jam-ta-didi-jatam-didah. Die, die es kennen, werden sofort mitsingen können!

Ich bin reich

Nach dem Konzert zog ich zu Hause gemütlich meinen Pyjama an und merkte, dass das Oberteil verkehrt herum war. Früher hätte mich das genervt. Jetzt dachte ich schmunzelnd: »Da wird es beim Ausziehen morgen früh gleich auf der richtige Seite sein!«

Als ich am nächsten Tag einen Brief erhielt, aus dem ich erfuhr, dass mein Hund, Mr. Sky, gestorben war, setzte ich mich hin und schrieb dankbar in mein Heft:

Lieber, lieber Mr. Sky,
dankbar und froh bin ich, dass du mit uns schöne Jahre erleben konntest. Als ich dich und Wahine verlassen musste, glaubte ich, das Beste im Leben würde ich immer wieder verlieren, sogar auf dem Computer mein ganzes viertes Buch! Kurz davor hatte ich, in einer rasenden Putzwut, alle Disketten aus Schachteln und Schubladen weggeworfen! Eigentlich, weil ich nicht mehr an mein viertes Buch glaubte. Aber Sky, ich fand in einem Computerladen einen hilfreichen Mann, der einiges von dem Verlorenen rekonstruieren konnte. Das kostete mich aber einen neuen Computer, viel Geld, Zeit und Aufregung, aber dieser ›Engel in der Not‹ kam und half mir bis um zwei Uhr in der Früh!

Da er von buddhistischer Weisheit sehr angetan ist, bahnte sich an dem Abend auch noch eine Freundschaft an.

Nachdem ich die Rechnung bezahlt hatte, wurde mir bewusst, dass durch das Geld, welches ich in das Heilen meines Lebens investieren musste, ich nun mehr als eine Villa am Meer oder ein Ferrari wert bin!

Siehst du, wenn ich auch vieles verlieren musste, um mich zu finden, so hat sich das gelohnt, denn innerlich bin ich unglaublich reich geworden! Kein Geld auf der Welt könnte das, was ich gefunden habe, ersetzen!

Jetzt weine ich um dich, weiß aber, dass du in einer anderen Energieform immer um mich bist.

Gute Nacht …

PS: Nach all dem vergangenen Stress habe ich endlich die erleichternde Nachricht erhalten, dass Sam unser Haus auf der Klippe verkauft hat. Ein Drittel meines Teils verschluckte leider der Wechselkurs. Ich plante, ein Jahr lang weniger zu arbeiten, aber da wachte ich in der Nacht auf und fragte mich, wohin ich vor dem Sterben noch reisen möchte. Mir fiel ein:

1. Ich möchte in der Wüste Sinai im Sand unter den Sternen schlafen.
2. Ich möchte in Kanada auf einer Ranch leben, im Westernsattel über die Weiten von Alberta hinter Viehherden her reiten und danach in einer Scheune Square Dance tanzen!
3. Ich möchte mit Indianern in einem Reservat wohnen und mit ihnen einen Pow-Wow erleben.
4. Ich möchte in Indien in Familien leben und ihre Kultur, Religion und Weisheit kennenlernen.

Reisen

Seit ich in Basel bin, scheint es für mich beinahe gefährlich zu sein, mir etwas zu wünschen, denn alle Wünsche gehen mir, wie Zauberei, in Erfüllung. Ich nahm mir auch vor, nach den Reisen einen Hund zu kaufen.

Mir kam zuerst die Wüste Sinai als Reiseziel in den Sinn, weil Sam lange als Expeditionsfotograf im Katharinen Kloster lebte und dort sein berühmtes Fotobuch *Das Katharinenkloster auf dem Sinai** gestaltet hatte.

Würde ich keine Angst vor Schlangen und Skorpionen haben? Ich setzte mich manche Nacht im Bett auf, da ich schwitzte. Als auch meine Handflächen feucht wurden,

* *Das Katharinenkloster auf dem Sinai.* Belser, 1990.

fragte ich mich: Was ist besser, hier einsam zu sterben oder während eines Abenteuers auf einer Reise? Wie am Anfang meiner Odyssee, als mir der Computer nach dem langen Flug in Zürich heruntergefallen war und mir zwei Tage danach wieder einer zu-»fiel«, fielen mir auch meine Wunschreisen, eine nach der anderen, in den Schoß! Es war, als ob mir etwas die Kraft meiner Gedanken beweisen wollte!

Aus meinem Reiseheft
In der Wüste Sinai
In der Wüste erhielt ich einige unbezahlbare Geschenke, die den Rest meines Lebens bereichern sollten:

1. Das Geschenk der Fähigkeit zu realisieren, dass dort, wo ich meinte, nichts außer Leere vorzufinden, ich alles, was ich brauchte, fand.
2. Das Geschenk einer absoluten Zufriedenheit dank einem ballastlosen Leben. Als Europäer so etwas zu erfahren, ist auf Erden für mich das größte Geschenk.
3. Das Geschenk des klaren Handelns, denn eines Tages sah ich in der Wüste meinen Vater grinsend mit seinen unanständigen Gebärden im Sand hocken! Die Wüste kam mir zu Hilfe. Sie lud mich ein, ein Loch in ihren Sand zu graben, um meinen Vater dort für immer zu begraben! Sie gab mir schwarze Steine und forderte mich auf, diese in das Loch zu werfen. Die Wüste schenkte mir ihren rosaroten Wüstensand, um alles heilend zuzudecken; und sie gab mir die Stimme, um in ihrem Schweigen so laut zu brüllen, wie ich noch nie gebrüllt hatte.

Sie ließ mein Herz wie eine knarrend verrostete Tür aufgehen, um Laute, wie heimatlose Kinder, die desolat jammerten, herauszulassen, um sie im warmen Sand zu bergen. Diese Laute stiegen schluchzend dem Himmel entgegen, um plötzlich abzufallen, bis sie aufs Neue steigend lachten. Und die Wüste lachte mit mir und forderte mich zum Tanzen auf. Sie gab mir den Wind, die Sonne, den Sand, die Gesteine und meine Gebeine mit allem an ihnen, was nun zu meiner stolzen Verfügung stand, und sie streichelte mich bis tief in mein Herz in der Seele. Danach gab sie mir die Tonlage, um damit forsch und bestimmt über meines Vaters Grab zu sagen: »Du Kreatur, die du dich mein Vater nanntest, du hast weder in dieser Wüste noch in meinem Körper, Gehirn noch Geist etwas zu suchen! Du hast das eigene Geschenk deines Lebens vertan! Geh! Ich bin jetzt für mein Leben verantwortlich! Hau für immer ab, denn ich habe dich hier begraben!« Ich richtete mich stolz auf.

Die Wüste schenkte mir Beduinen in ihren Zelten, die dort feines Essen und Tee bereiteten, und damit sie mich und meine Freundlichkeit nicht falsch verstanden, sagte ich zu ihnen, als sie mich auf einen neuen Namen, Salima – eine, die wie ein Pfeil auf ihr Ziel zuschießt – tauften: »Ich liebe die Menschen und die Tiere alle gleich mit Allahs Liebe.«

In der Nacht sah ich in meinem Schlafsack, unter den gewaltigen Sternen liegend, mein ganzes Leben wie einen Film ablaufen. Die Stimme meines Vaters sagte noch einmal von weit her: »Wenn in einer Seele, die heil werden will, nicht alles mit Neuem aufgefüllt wird, kommen wir mit sieben Geistern zurück.« Ich sagte ihm in den Sternenhimmel hinein, das könne er nicht und ich redete noch einmal laut mit meinen Eltern. Ich sagte ihnen, sie sollten mich jetzt für immer in Ruhe lassen. Ich lief in den Himmel hinein und stand dort hinter ihnen. Ich führte sie, mit einer Hand auf Mutters linker und der anderen auf Vaters rechter Schulter, weg. Ich begleitete sie davon; und ich kehrte mit mir zu meiner Erde zurück.

Kanada

In Kanada wurde ich in Calgary von zwei lieben älteren Menschen vom Flughafen abgeholt. Sie umarmten mich wie eine Tochter. In ihrem Haus wartete ihr Sohn, der im Garten einen leckeren Brunch vorbereitet hatte; und bei ihnen holte ich, heimlich genießend, etwas von meinem Familienmanko nach. Sie zeigten mir viel Typisches in Kanada, bevor sie mich auf die »Lazy M«-Ranch nahe der Rocky Mountains fuhren.

Rückblickend war ich etwas zu überschwänglich bei ihnen. Dieser intensive Drang zu gefallen geschieht mir immer noch automatisch. Und ich sah noch etwas anderes bei diesen alten Eltern, nämlich, wie sich ihr liebender Sohn benahm. Er sagte mir: »Ich bin ihnen für mein Leben und für alles so dankbar, dass ich ihnen nicht genug zuliebe leben kann.«

Auf der Ranch ritt ich zwei Wochen im Westernsattel hinter Herden über weite abgemähte Kornfelder und nahm, heimlich weinend, von Wahine Abschied.

Ich ritt und ritt und ritt und konnte mich an den Himmeln und an den Sonnenauf- und niedergängen dieses gigantischen Horizontes nicht sattsehen. Im Ranchhaus aus Baumstämmen, in dem die Tische, beladen mit wunderbaren Gerichten aus »Großmutters Küche«, ebenso aus Baumstämmen gebaut waren, hatte ich zuerst die alte Angst, mich aus der Familiensucht heraus wieder danebenzubenehmen. Und darum flüchtete ich, wenn nicht im Sattel, wie in der Ausbildung in mein Zimmer. Auf dem Bett fragte ich mich wieder verzweifelt, warum alle anderen zusammen sein konnten, und ich mich immer noch danebenfühlte.

Indianer

Nach langer Busfahrt wartete ich in der prallen Sonne der Prärie, wie abgemacht, vor dem »Buffalo Head-Smashed-In-Museum« auf die Stammesälteste Ma, die nach drei Stunden Verspätung mit ihrem Jeep ankam. Ich hatte Hunger und Durst, aber Ma, ihre erwachsene Enkelin und die fünf Kinder im Jeep hatten es sehr eilig. Sie wollten, zurück im Reservat, einen Lastwagen mit vielen Verwandten besteigen, um mit mir gleich für drei Nächte und drei Tage zu einem Pow-Wow zu fahren.

Ich bat in der Küche ihres Hauses um Wasser und etwas zu essen, aber sie hatten keine Zeit dafür. Sie öffneten rasch die Türen der Küchenschränke, um mir zu zeigen, dass sie alle leer waren. Nach drei Stunden, mit meinem Koffer und mir nun hinten auf dem Laster, kamen wir am Pow-Wow-Gelände an.

Autos, Tipis, Fahrzeuge aller Arten, Indianer in überwältigendem Federschmuck in Familien und Stammesgruppen waren auf einem Platz neben einem runden Gebäude zu sehen. Auch Verkaufsstände mit Pommes Frites und Trinkflaschen konnte ich auf dem Weg in das Gebäude finden.

Ohne dass ich bewusst heulte, strömten mir später in der Arena ununterbrochen Tränen über die Wangen, als Tausende von Indianern in ihrer feder- und perlenbestickten Urtracht durch das Tor, »Grand Entry« genannt, zu lautem Trommel- und Geschreigesang hereintanzten.

Einige der Anwesenden zeigten mir, dem Bleichgesicht, deutlich ihre Verachtung, und ich wurde wütend. Wann würden auch Minoritäten aus der Opferrolle steigen und ihre Selbstverantwortung übernehmen? Ich hatte weder ihr Land genommen noch ihre Ahnen ermordet!

Es gäbe vieles über diese Zeit zu erzählen. Hier nur ein paar Beispiele. Da gab es eine herrliche Nacht im gemeinsamen Zelt mit Ma und zwölf Leuten auf Matratzen und einem gemeinsamen Essen mit Fish and Chips. Dem machte ein Tornado leider ein abruptes Ende. Eine Messerstecherei zwischen zwei Stämmen folgte, und als Nächstes kam das Suchen einer Bleibe, nachdem alle Zelte flach und nass am Boden lagen.

Nie werde ich das erleichterte Eintreten in das fünfte Haus vergessen, wo ich völlig durchnässt, mitten im Wohnzimmer nach stundenlangem Herumsitzen hundemüde, mit der Stammesältesten Ma in einem Bett schlafen durfte. Das Bett stand inmitten von acht Indianerfamilien, die lachten, sich stritten, Karten spielten, aßen und Wein tranken, Fern schauten und dazu Radio hörten.

Es gäbe sehr viel zu erzählen von anständigen und von unanständigen Geschäften mit Charme. Und ich erfuhr leider auch einiges über die Rivalität, die dort zwischen den Volksgruppen herrscht, da die Rancher in der Nachbarschaft des Reservats alles, was sie brauchen, hart erarbeiten müssen, während die im Reservat Lebenden vieles gratis erhalten. Ähnliche Missverhältnisse gibt es auch in Neuseeland und Australien zwischen den Ureinwohnern und den Weißen.

In Basel fand ich, nach meinen Reisen, im Geschäft einer Frau, die sich für die Indianer und ihre Kunst einsetzt, folgende Geschichte:

Zwei und zwei (Two plus two or why Indians flunk)*

»Also Klasse, lasst uns sehen, wer begriffen hat, was zwei und zwei ist. Ja, was willst du, Doris?«

»Ich habe eine Frage. Zwei plus zwei von was?«

»Zwei plus zwei von irgendwas.«

»Ich verstehe nicht.«

»Okay, Doris, ich erkläre dir das. Du hast zwei Äpfel und du bekommst noch zwei dazu. Wie viele hast du dann?«

»Von wo erhalte ich nochmals zwei?«

»Von einem Baum.«

»Weshalb würde ich nochmal zwei Äpfel pflücken, wenn ich schon zwei habe?«

»Lassen wir das. Du hast zwei Äpfel, und jemand gibt dir zwei dazu.«

»Warum würde mir jemand zwei weitere Äpfel geben wollen, anstatt jemandem, der Hunger hat, wenn ich doch schon zwei habe?«

»Doris, das ist nur ein Beispiel.«

»Ein Beispiel von was?«

* Beverly Shapin: Two plus two or why Indians flunk. In Beverly Shapin, Doris Seale: *Through Indian Eyes. The native experience in books for children.* American Indian Studies Center, 1998. Übersetzung der Autorin.

»Lass es uns noch einmal versuchen. Du hast zwei Äpfel, und du findest weitere zwei. Wie viele hast du?«

»Wer hat sie verloren?«

»Du hast zwei plus zwei Äpfel. Wie viele hast du dann zusammen?«

»Also, falls ich einen essen würde und die drei anderen weggeben würde, hätte ich keine mehr, aber falls ich Hunger hätte, könnte ich wieder welche von dem Baum, von dem Sie vorher sprachen, holen.«

»Doris, das ist deine letzte Chance! Du hast zwei, eh, zwei Büffel, und du bekommst nochmal zwei Büffel dazu. Wie viele hast du dann?«

»Das kommt drauf an, wie viele davon Stiere und wie viele Kühe sind. Sind einige der Kühe schwanger?«

»Es ist hoffnungslos! Ihr Indianer habt absolut keine Ahnung von Abstraktionen!«

»Wie?«

Sri Lanka und Indien

In Sri Lanka war ich vier Wochen von einer Berliner Freundin eingeladen, die, wenn es in Basel kalt wird, für einige Monate dorthin abhaut. Wir hatten es lustig zusammen und bereisten auch Teeplantagen und das Haus der verwaisten oder verletzten Elefanten. Anschließend wurde ich in Indien von einer Familie zur nächsten durch ganz Rajasthan weitergereicht.

Es fehlen mir die Worte, um zu beschreiben, wie sehr die verschiedenen Eindrücke und vielen Begegnungen in diesen zwei Ländern mich und mein gesamtes Leben verändert haben. Jedenfalls war das der Anfang einer bleibenden Liebesaffäre mit Indien und seiner mystischen Art und Weisheit.

Den Grundstein meiner Empfänglichkeit dieser Weisheit aber erhielt ich in der Schweiz, in St. Imier, dank dem Geschenk der Vipassana-Meditationen des »Noblen Schweigens«. Ich möchte hier dem reichen Inder S. E. Guenko von tiefstem Herzen dafür danken, dass er in jedem Land, wo es möglich ist, ein kostenloses Vipassana-Center eröffnet hat. Das ist ein Geschenk der Ruhe und des »Zu-sich-Kommens« für jeden, der dorthin will, und hat nichts mit Gehirnwäsche oder Bekehrungseifer zu tun. Menschen, die mit ihrem Geld so etwas für andere Menschen aufbauen, verehre ich zutiefst.

Mein soziales Netz

Mein Dackel Jimmy

Jedes Mal, wenn ich von einer Reise zurückkam, winkte der Computer mir zu. Er sagte: »Was ist los mit dir? Du hast doch schon drei Bestseller geschafft. Warum machst du nicht weiter, statt in der Welt herumzuschwirren?«

Der Druck, noch mal ein Buch zu schreiben, zog mich sogleich erneut in seinen erbarmungslosen Bann. Ich konnte dem nicht widerstehen, hatte ich doch schon zehn Jahre meines Lebens in dieses Vorhaben investiert. Aber jetzt streckte ich dem Computer die Zunge heraus, drehte ihm den Rücken zu und ging in die Stadt.

In einem Laden stand ein Hüne von einem Mann mit einem winzigen weißen Hündchen auf seinem Handteller. Er trug den Hund so sorgfältig wie ein kostbar beladenes Tablett. Spontan fragte ich ihn: »Ist ein kleiner Hund eigentlich auch ein richtiger Hund?« Der Mann machte eine zackige Kopfbewegung und sagte mit befehlender Stimme: »Kommen Sie einen Kaffee trinken, dann können Sie Jenny auf den Schoß nehmen. Das wird Ihre Frage beantworten.«

Als ich den Hund auf dem Schoß hatte, erzählte der Mann, wie der Hund ihn seit dem Tod seiner Frau am Leben erhalte. Ich bedankte mich, ging schnurstracks an einen Kiosk und kaufte die *Tierwelt.* Nach drei Stunden des Herumtelefonierens war ich überzeugt, meinen Hund gefunden zu haben. Ein Kurzrauhaardackel!

Anna fuhr mit mir in ihrem Auto zu der Zucht. Als der junge Dackel mit den krummen Beinen seines vier Monate alten Dackeldaseins auf mich zu watschelte, ging ich in die Hocke. Ich wusste sofort, dass er »Jimmy« heißen würde! Er schaute mir in die Augen, knabberte zart mein linkes Ohrläppchen an, und wir wussten, wie damals Mr. Sky und ich, dass wir beide zueinander gehörten! Bald genossen wir uns und unser neues Leben zusammen!

Unsere Begrüßung jeden Morgen war ganz unerhört, und ich sagte ihm das, wenn Jimmy mit seinen glänzenden Äuglein von seinem Hundebett zu mir herüberschielte: »Ich schau mir meinen Jimmy an und freu mich unerhört!«

Dann legte er sich auf den Rücken, streckte wohlig alle viere von sich, trommelte mit seiner Rute kräftig an die Kommode und ließ sich leise murrend am Bauch kraulen!

Noch ein weiteres Jahr hockte ich an meinem Tisch und schrieb. Aber ich korrigierte die ausgedruckten Seiten jetzt auf Waldspaziergängen, während Jimmy Mauselöcher grub. Er schaute dann von Zeit zu Zeit mit erdverkrusteter Nase stolz wedelnd zu mir hoch, und wenn er nach einiger Zeit dreimal bellte, hieß das, dass er weitergehen wollte, und so einem Dackel muss man gehorchen! Aber erst, nachdem er trotzdem wusste, wer der Boss ist!

Im Frühling hoffte ich, den folgenden Sommer, statt Tag und Nacht am Schreibtisch zu hocken, mehr am Leben teilnehmen zu können.

Ich nahm, nach einem Waldspaziergang, mein Herz also in meinen Mund, ging zur Post und schickte das Buchmanuskript für teures Geld eingeschrieben viel zu früh an einen Verleger.

Nach drei Monaten erhielt ich einen kurzen Brief, in dem mir mitgeteilt wurde, ich solle unbedingt weiter an dem Manuskript arbeiten, da es kreativ, interessant und hilfreich werden würde, aber leider, das Thema nicht mehr im Programm sei.

Ich versuchte, meine Reaktion auf den Brief nicht zu spüren. Nicht einmal in all den Jahren hatte ich aufgeben wollen oder können. Jetzt spürte ich meine Erschöpfung in einer Art von Hoffnungslosigkeit. Ich würde mich zwingen, einige Zeit »frei vom Schreiben« zu nehmen!

Die wahre Liebe kommt

Inzwischen umgab mich in meinem Alltag ein zuverlässiges, soziales Netz und hatte sich als tragende Struktur bewährt. Einmal im Monat ging ich in einen Lesekreis, in dem es zu fünft äußerst interessant zuging.

An jedem Montag traf ich mich über Mittag, auch zu fünft, mit Freunden zur »Brötli Party« bei R., die eine Sprach- und Zeichenschule in ihrem Atelier führte. Mit diesen Freunden ergab sich stets ein wertvoller Einstieg in die Woche, denn es gab nichts, worüber wir nicht sprechen konnten.

R., fünfundsiebzig, ging regelmäßig als Clown mit dem Arzt-Clown Dr. Adams sowie weiteren Clowns aus der ganzen Welt nach Russland, um Kinder in Spitälern, Waisenhäusern und Heimen zu erfreuen. R. hat vier Kinder, Enkel und Urenkel und war, neben der Familie und dem Zeichnen, Krankenschwester.

S., knappe vierzig, war Ergotherapeutin. Ab und zu kam A., siebzig Jahre alt, die ganz fantastisch zeichnete und uns öfters bei sich mit Kochkünsten verwöhnte. Re., die ebenso alt war wie S., arbeitete als Fußreflexzonen-Masseuse, aber wenn ich bei ihr war, hatte ich das Gefühl, sie massierte eher meine Seele.

Und H., der Mann in der Runde, war ein bekannter Jazzmusiker und gab Klavierunterricht. Er zeichnete, machte Collagen und war unglaublich aktiv mit bald neunzig Jahren. Neuerdings war eine reizende Dame im Alter von H. von Re. mitgebracht worden.

Als ich eines montags nach dem vergnügten Essen bei Re. auf dem Massagebett lag, sagte sie, ich solle eine von ihren Karten ziehen. »Ich muss sehen, dass ich auf den Boden komme!«, gab ich ihr lachend zur Antwort. »Ich habe wenig am Hut mit sogenannter Esoterik!«

»Ich weiß, was du meinst, aber zieh trotzdem eine«, insistierte sie ebenso belustigt.

Ich zog. Darauf stand: »Die wahre Liebe kommt!«

Re. lachte und sagte: »Er kommt!«

In der Woche darauf stieg ich am Basler Hauptbahnhof aus dem Zug und sah Pit aus dem Wagen daneben aussteigen. Wir kannten einander aus der Zeit, als ich, zusammen mit Momo, meiner Patentochter, im Chorale Pro Tichino sang. Pit singt dort als Tenor. Erfreut begrüßten wir einander. Aber traurig sagte er, seine Partnerin sei vor anderthalb Jahren gestorben, und darum gehe es ihm nicht so gut.

Zwei Wochen darauf lud er mich zum Essen ein, und nach einer weiteren Woche rief ich meine Freundin Re. an und sagte: »Er ist gekommen!«

Das ist nun schon einige Jahre her, und als ich erfuhr, dass Pit vor seiner Pensionierung Lokomotivführer war, überschlug sich mein Herz! Er hatte denselben Beruf, denselben heimeligen Dialekt und dieselbe liebe Art wie mein liebster Pflegegroßvater in Rapperswil, bei dem ich als Kind für kurze Zeit sehr glücklich war!

Die Wochenenden wurden für Pit, mich und Jimmy (jetzt *unser* Rauhaardackel) zu einem fröhlichen Fest, und an den Montagen war er jetzt bei der Brötli-Party meiner Freunde auch willkommen.

Pit wohnt in seiner Eigentumswohnung im achten Stock eines Hochhauses, von dem aus er über Basel sieht, und ich wohnte in meiner Wohnung mit dem Gärtchen im Parterre im Kleinbasel. So besuchten wir einander, übernachteten jeweils hier oder dort, gingen aus oder machten es uns zu Hause gemütlich.

Zuerst mussten wir uns gegenseitig in unseren verschiedenen Welten zurechtfinden. Dabei gingen wir sorgfältig miteinander um und schafften so den Spagat zwischen der sogenannten intellektuellen und der Arbeiterwelt. Das bereicherte uns beide.

Pit sagte, er habe die meiste Zeit auf den Gleisen herumrutschen müssen und wolle noch viel Neues lernen. Er besuchte mit mir Konzerte, Vorträge, Museen, Ausstellungen, Lesungen und Filme, und ich lernte, in seinem Schrebergarten Kartoffeln auszugraben, diese auch zu setzen, und freue mich über die Art, wie er jede Pflanze, jeden Käfer, Vogel und auch die Geschichte von Basel und den Römern von damals kennt. Er unternimmt lustige Reisen mit speziellen Eisenbahnen und seinen pensionierten Eisenbahnerkollegen mit mir.

Vor allem bedrängt er mich auf keinem Gebiet und lässt mir jeglichen Freiraum für Schreibzeit, Freundinnenzeit und meine Waldzeit mit Jimmy!

Er freute sich immer, wenn wir uns sahen. Er schimpft nicht, nörgelt nicht und ist ein ausgeglichener, lustiger und auch besinnlicher Mann, mit dem man Pferde stehlen kann.

Mit ihm habe ich immer weniger Angst vor körperlicher Nähe, und alles klappt zärtlich bis zur höchsten Vollendung, wenn wir uns lieben.

Bei ihm konnte ich nicht nur lernen, dass ich zu jeder Zeit »Nein« sagen darf (und soll), sondern er nahm mir beinahe alle meine Komplexe.

Als ich Pit von meinen Ängsten und Bedenken, die mir mein Vater einjagte, erzählte, hatte er zu allem beruhigende Erklärungen. Es erscheint mir selber unglaublich, aber erst jetzt, mit dreiundsiebzig, kann ich seine Erklärungen, die andere Leute sicher gar nicht brauchen, in mir aufnehmen:

1. Es sind nicht Frauen (oder ungewaschene Männer), die stinken, sondern es sind die Bakterien, und nicht *mein Frausein* ist dafür verantwortlich! Und diese Bakterien sind wichtig, da sie uns auf unseren Grad von Sauberkeit und Gesundheit aufmerksam machen!
2. *Für die Periode muss sich keine Frau schämen,* da all das etwas ganz Natürliches ist. Ohne könnten keine Kinder geboren werden! Und auf die Fähigkeit, Kinder gebären

zu können, dürfe eine Frau stolz sein, sagte mein Pit!
3. *»Nein« sagen* darf und soll eine Frau immer, wenn sie keine Lust zum Sex hat, und ein Mann, der das nicht respektiert, ist ein Vergewaltiger.
4. Frauen seien das Verehrungswerteste und Allerschönste und Beste auf dieser Welt, fand Pit!
5. Pit zeigte seine Freude an mir, ist stolz auf mich, nimmt Anteil an allem und half mir, meine Ziele zu erreichen. Ich freute mich genau so sehr an ihm, und an dem, was er gerne tat. Er freute sich über meine Freude, so wie ich mich über seine freute, und das ist für mich neu!
6. Wir konnten kaum glauben, dass ein Mann und eine Frau so glücklich sein können! Und wenn wir uns liebten, sagte er: »Das ist für mich jedes Mal wie eine Feier an einem heiligen Altar!«
7. Für mein verletztes Frauendasein war das jedes Mal wie Balsam. Pit erstaunte eine meiner Freundinnen, als er auch zu ihr sagte: »Eine Frau ist für mich das Schönste, was es auf Erden gibt. Ich verehre Olivia sehr!« Mit tiefer Überzeugung und von ganzem Herzen sagte er das.

Nachdem ich auf die Reaktion des ablehnenden Verlegers und wegen meiner selbstauferlegten Schreibpause einige Male heimlich geheult hatte, ging ich mit Pit und Jimmy am Rhein spazieren, und wieder griff der Zu-»fall« ein, indem er mir eine Malerin und Kunsttherapeutin namens Christa durch unsere Hunde zu»fallen« ließ!

Langsam, aber sicher begann ich, an das, was Jung »Synchronisity« nannte, zu glauben! Ich schien alles zu erhalten, wofür ich im Herzen bereit war.

Durch diese Begegnung und unser spontanes Gespräch am Rhein kam weiterhin viel »*Wunder*«-bares in mein Leben. Durch Christas Verbindungen durften Pit und ich an der Uni die Seminare über Gestaltende Kunsttherapie von Dr. med. G. Waser besuchen, in denen auch Christa sehr eindrückliche Vorträge hielt, die mir neue Einsichten ermöglichten. Dr. Waser fragte mich später, ob ich meinen Vortrag: »Selbstzerstörung und Selbstheilung« in diesem Seminar halten möchte.

Nach dem Seminar an der Uni, das mich sehr bereicherte, ging ich mit meinem Buchmanuskript in eine Kunsttherapie zu Christa und holte das Manuskript mit neuer Hoffnung hervor, um mit ihr dazu Bilder zu malen.

Unterdessen wuchs auch mein Vertrauen zu Pit. Ich konnte die wachsende Nähe besser zulassen, aber der alte Fluchtzwang war manchmal, ohne dass ich mich verstand, noch vorhanden.

Irgendwann wollte ich noch einmal nach Indien reisen. Durfte ich jetzt, wo ich Pit kannte, noch an solche Reisen denken? Bevor ich Pit kennenlernte, hatte ich den Wunsch, eine Zeitlang in einem buddhistischen Frauenkloster zu leben. Jetzt wollte ich überprüfen, ob so ein Kloster in Indien für später, falls ich mal wieder allein sein sollte, eine echte Alternative zu einem Altersheim in der Schweiz wäre. Als ich Pit das, beinahe ängstlich, zu erklären versuchte, sagte er spontan: »Wenn du das tun musst, so musst du das eben tun.«

Er kam mit zu den »Globetrottern«, und ich buchte die Reise. In vier Monaten würde ich fliegen, und er wollte nach Jimmy schauen. Aber vorher wollte ich in der Kunsttherapie noch einiges wegen meinem Buch klären.

Kunsttherapie mit Christa

Kinder-KZ-Missbrauchsgedicht
Wenn ein Kind von seinen Eltern
sexuell missbraucht wird,
lebt es seine Kindheit
wie in einem KZ,
in dem die eigenen Eltern
die Folterknechte sind!
Wie die Juden im KZ
möchte auch ich,
die unter den Augen von zivilisierten Menschen
gefoltert wurde,
eine Wiedergutmachung.
Wo gibt es die?
Jemand sagte zu mir:
»Sogar in einem KZ starb es sich leichter,
wenn ein Mensch einmal wusste,
dass er seiner Familie wertvoll war …«

Als ich das erste Mal bei Christa war, las ich ihr Teile aus dem neu umgeschriebenen Manuskript vor. Sie hatte das Frühere gelesen und sagte: »Das Buch hat mich berührt, und ich finde es wichtig, damit Menschen verstehen, wie sich ein sexuell missbrauchter Mensch fühlen kann, wenn er in seiner ganzen Lebensbasis zutiefst verunsichert und erschüttert wurde. Was mir gefällt, ist, dass du neben dieser

Tragik einen originellen und kontrastierenden Humor bewahrt hast. Zum Beispiel an der Stelle, wo du in deiner traurigen Weihnachtseinsamkeit aus dem Haus gehst und ausgerechnet auf einem feuchten Kondom ausrutschen musst! Da musste ich, trotz aller Tragik, schallend lachen! Aber ich fand es zum Teil sehr schwierig zu lesen, da es formal so zerstückelt ist, ich wusste manchmal nicht, ob ich jetzt in Basel oder in Neuseeland war, das zeigt allerdings sehr deutlich deine innere Orientierungslosigkeit und Zerrissenheit. Willst du das so? Und manchmal wiederholst du dich und verwirrst mich mit deinen Assoziationen und Erinnerungen. Ist das auch Absicht?«

Ich notierte mir die Fragen.

»Lies bitte weiter vor.«

Christa hörte zu, und als sie wieder sprach, erkannte ich, dass immer noch ein alter Glaube in mir festsaß. Schnell nahm ich mein Notizheft und schrieb: »Immer noch glaubt das Kind in mir, ich müsse, um Akzeptanz und Anerkennung zu verdienen, wie bei den Eltern (im Leben sowohl als auch im Schreiben) ununterbrochen, uferlos, grenzenlos alles von mir geben und noch mehr geben und viel, viel, viel und noch mehr geben, schenken, bezahlen und produzieren, um zu beweisen, beweisen, beweisen, dass auch ich okay genug für Akzeptanz und Liebe bin!«

Ich sudelte das rasch hin, unterstrich die Worte und hielt es Christa hin!

Ich verstand! Ich hatte dieses Manuskript von tausend Seiten auf achthundert, auf fünfhundert und dann bis auf dreihundertundfünfzig Seiten reduziert! Nun ging es im Buch *so wie in meinem Leben,* darum, all die zerrissenen

Teile meiner Heimatlosigkeit in mir selbst zusammenzufügen und auf den Punkt zu bringen. Es ging um *mein Leben!*

Ich musste niemandem etwas beweisen, um zu leben und um leben zu dürfen! Ich musste nicht mehr in dieser kindlichen Art des Fragens reden, als ob ich für jeden Moment meines Lebens, für jeden Atemzug und für den Raum, den ich einnahm, sowie für alles in diesem Raum um Erlaubnis bitte!

Ich durfte, ohne mich zu entschuldigen, und ohne dafür tausend Mal danken zu müssen, in Ruhe »bei mir bleiben!«

Christa sagte: »Die Leser wollen wissen, wie es mit dir in Basel weitergeht, und da lenkst du den Leser mit viel zu vielen neuen Fenstern, die du fortwährend öffnest, immer wieder ab!«

Ich dachte: Ich tue das, weil ich immer wieder Hemmungen habe, mich zu zeigen. Laut sagte ich: »Weil meine Mutter sagte, ich dürfe mich nicht wichtig nehmen.«

Christa antwortete: »Wenn ein Kind in der Kindheit nicht ernst genommen wurde, muss es sich als Erwachsener oft wichtig oder größer machen, weil es glaubt, sonst unbedeutend, wertlos und unsichtbar zu sein. Jeder Mensch muss zuerst wichtig genug genommen werden, so dass er sich nicht selber wichtigmachen muss, weil er glaubt, so unwichtig zu sein.« Wir lachten beide darüber.

Christa fuhr fort: »Ich habe den Eindruck, du kommst einfach an kein Ende mit deinem Buch, weil du, statt den roten Faden zu finden, ununterbrochen, wie süchtig, Neues produzierst. Es ist wie eine Flucht in die Produktivität, mit der du aber zugleich das Geschriebene immer wieder umstößt und zerstörst, als ob du dich nicht so stehen lassen könntest, wie du bist. Ja, als ob du deine Texte immer wieder selbst auslöschen müsstest, da sie nichts wert sind für dich. Nur im Neuerschaffen, wenn sie wie ein Kind gerade zur Welt gekommen sind, magst du sie, aber dann verlässt du sie leider (wie ich verlassen wurde, dachte ich) und schreibst alles um! Du erinnerst mich an den Chronos, der dauernd seine Kinder erschafft und sie wieder verschlingt.«

Meine eigene Einsicht, *warum* ich alles so zwangsmäßig intensiv tat, schmiss mich erst später, zu Hause, beinahe um!

Selber flicken

So kam ich ziemlich erschüttert in meine Wohnung zurück. Zehn Jahre des Schreibens! Alle Verluste von Familie, Beziehung, Kinder, Berufschancen, mein unermüdliches Ringen, das Hervorbringen und wieder Wegwerfen. Das alles nur, *weil ich »zu viel« war?* Ging ich mit mir selber so um, wie meine Mutter, der *ich immer zu viel war?* Der ich aber auch nie *genug* geben konnte. Genügte mir, wegen der falsch gelernten Maßstäbe, die an mich gestellt wurden, die Interaktion mit meinen Partnern und Kindern nicht? Und verließ ich aus Angst, nie zu genügen, immer wieder alle und alles?

Bemerkungen aus meiner Vergangenheit hallten in meinen Ohren: »Du gibst dir zu viel Mühe, Mum!« »Du bist so irre hyperaktiv, Mami.« »Du bist so ein Zappele! So intensiv! Du überforderst mich.« »Du bist ein Kontrollfreak.« Oder eben: »Du bist ›too much‹, Mum.«

Wenn die wüssten, wie weh das immer tat, da ich nie verstand, was sie damit meinten und meine »Blind Spots« mir allzu lange die Sicht auf »wie ich rüberkam« verdeckten.

Ja, denke ich, ich liebte sie alle zu sehr, und das verträgt keiner, denn oft sind Erwartungen in dieser »Liebe« versteckt!

Christa sagt später dazu: »Ja, du liebtest vielleicht Teile von dir selber in ihnen und noch nicht wirklich sie selbst. Du versuchtest unermüdlich, ihre Liebe zu erwerben, um selber mehr Zuwendung zu bekommen, und gerade deshalb stießen sie dich zurück.«

Da schlug es mir wie ein Hammer auf den Kopf: Ich glaubte, ohne ständiges Produzieren, Beweisen durch Geld, durch Geschenke und durch folgsame Tüchtigkeit allen gegenüber, *nicht leben zu dürfen!*

Ich rannte zu Hause zum Notizblock und schrieb auf.

Ich war tief in mir überzeugt, sterben zu müssen! Wegen des Weggeschicktwerdens, wegen der Kinderheime, wegen der Todesdrohungen von Vater, wegen der Schläge meines ersten Mannes und wegen dem Verlust meines Kindes glaubte ich unbewusst, sterben zu müssen, außer ich war andauernd und intensiv tätig und verdiente, verdiente, verdiente das Recht, ohne katastrophale Strafen am Leben sein und bleiben zu dürfen!

Ich lebte wie eine, die unter der Guillotine steht, die glaubt, *stündlich um ihr Leben flehen zu müssen!*

Das musste in meiner Familie schrecklich wirken, und es ist auch grauenhaft anstrengend, denn es sind unbewusste Zwänge, die da automatisch ablaufen.

Und, ja klar, sind da drinnen dieselben Erwartungen auf eine »anständige Erwiderung auf mein anständiges Tun«, so wie diese Erwartungen zu erfüllen, von mir immer verlangt worden waren.

Ist Kunsttherapie Farbklecksen für gelangweilte Hausfrauen?

Christa lud mich später in ihre Gruppe zum Malen ein. Da ich bisher mit therapeutischem Malen schlechte Erfahrungen gemacht hatte, war ich skeptisch, weil ich erstens dabei stets vor meinem inneren Auge die grinsende Fratze meiner Mutter sah, die selber auch gemalt hatte, und mir sagte: »Nimm dich nicht so wichtig, du und malen, du und Bücher schreiben, das ich nicht lache!«

Zweitens hatte ich nach meiner Rückkehr aus Neuseeland versucht, den vielversprechenden Satz von einer möglichen Zusammenarbeit meiner Tochter noch im Ohr, die Therapieausbildung bei ihrer Ausbilderin zu machen. Als ich dort einen roten Penis malte, der einem explodierenden Atomkraftwerk glich, machte die Ausbilderin mich vor der Klasse lächerlich. Und als wir unseren Lebensweg malen sollten, und ich eine alte Steinruine mit Blumen, die in den Ritzen blühten, malte, sagte sie vor der Klasse: »Gott sei Dank siehst du ein, dass du nur noch eine alte Ruine bist.«

Nachdem ich gerade alles verloren hatte, kam das bei mir nicht gut an, obwohl ich an ihr meine ungelösten Mutterkonflikte hätte abreagieren können. Vielleicht wollte sie genau das provozieren. Leider war ich noch nicht so weit. Ich brach die Ausbildung bei ihr ab und meldete mich bei einer anderen therapeutischen Ausbildungsmalerin in Zürich an. Die lachte, und als sie sagte, viele kämen von dieser anderen Kunsttherapeutin zu ihr, beruhigte mich das sehr.

Aber als ich von meiner Tochter eher ablehnende Signale in Sachen »gemeinsam arbeiten« erhielt, ließ ich die Idee fallen. Ich ging zu Arno Stern nach Paris, um dort eine Blitz-Ausbildung zu absolvieren. Das Ur-Malen, wie er es nennt, ist sehr interessant. Ich kaufte seine Pinsel plus Malatelier-Ausrüstung, richtete ein Arno-Stern-Malstudio ein und hoffte, mir dadurch in Basel eine neue Existenz aufbauen zu können. Leider lief das Studio trotz lieber finanzieller Hilfe nicht.

In der Malgruppe bat mich Christa, ein Chaosbild zu malen, um dem Chaosgefühl des zehnjährigen Schreibens einmal farblich freien Lauf zu lassen. Ich flutschte Farben auf das Papier an der Wand, verschmierte die nassen Stellen mit einem Lappen, föhnte das Ganze und malte weiter. Als ich fertig war, war Christa über die Kraft des Bildes erstaunt. Sie fotografierte es und sagte, wir würden »das Chaos« nun nicht wie geplant weiter bearbeiten, um das Zuviel zu eliminieren. Ich könne dieses erste Bild behalten, und solle das nächste Mal einen weiteren Prozess dieser Art versuchen, um eine klarere Gestaltung daraus hervorgehen zu lassen, die sich auf das *Wesentliche* konzentriert.

Das verwirrte mich alles ein wenig. Ich ging in den Garten und verstand nicht, warum ich weinte.

Ich sah in meinem Kopf, wie ich als kleines Kind mit meiner Mutter bei ihren Freunden in den Ateliers stillsitzen musste, um gemalt zu werden. Steif wurde ich im azurblau-

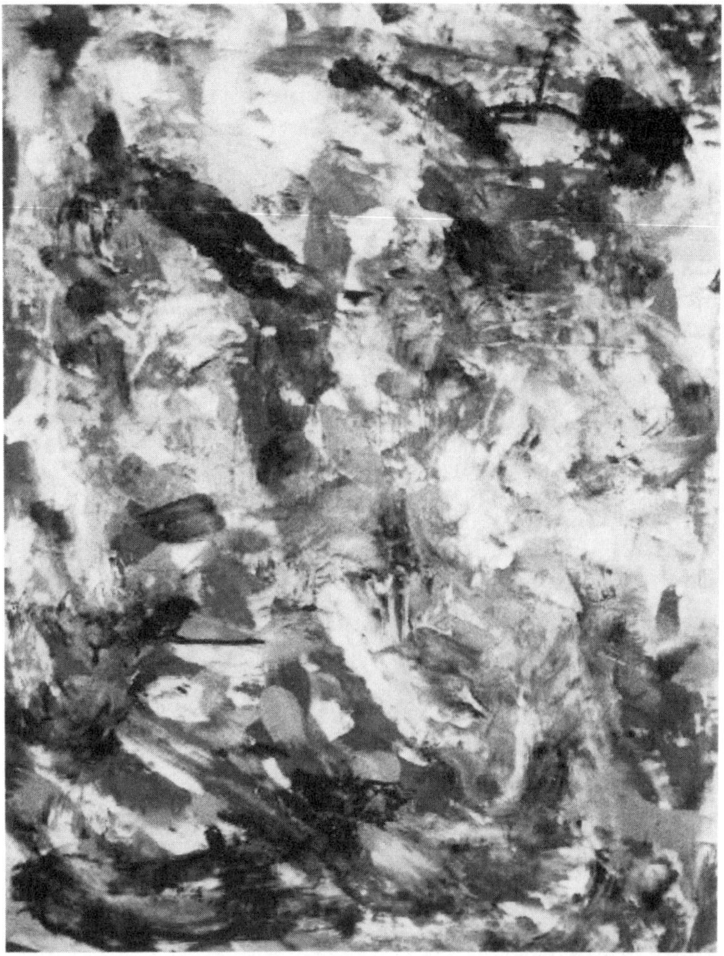

en Kleid mit einer weißen Margerite in der Hand gemalt. Ich durfte mich weder bewegen, noch kratzen, wenn es mich irgendwo biss, und ich durfte selber nie malen.

Andächtig stand ich damals mit Mutter und ihren Kunstfreunden vor Bildern in Museen und glaubte, etwas

Gescheites sagen zu müssen. Ich spürte den Druck von Mutters Erwartung, empfand das wie einen Kloß im Hals, weil ich sie sicher wieder enttäuschten würde. Dass Kunst etwas Wichtiges war, spürte ich wohl. Sie löste in mir seltsame Sehnsüchte aus. Ich verstand zwar nicht, was die Bilder sollten, außer eben Bilder zu sein. Ich verstand die Begeisterung über Bilder von Braque, Picasso, Miro, Klee etc. nicht, wurde aber bei Bildern von van Gogh, Munch und Lautrec traurig. Ich konnte mich an dem gemalten Licht in der »Nachtwache« von Rembrandt nicht sattsehen und genoss die überschäumende Lebensfreude bei Franz Hals am allermeisten. Von Dalis Giraffe mit Schubladen war ich fasziniert, aber diese Gedanken auszusprechen, getraute ich mich als Kind nicht, denn die Angst, in der Kunst das nicht verstehen zu können, was die Erwachsenen verstanden, verschloss mir jeglichen Zugang, und viele Jahre ging ich ungern in Museen.

Nun saß ich in diesem Garten, hatte mein erstes Bild gemalt und las den Teil über stoffbetonte Bilder oder »Art Informel« aus Christas Masterarbeit*, die im Studio auslag. Langsam begann ich, die neuere Reaktion von Malern auf die alte formbetonte Malerei zu verstehen, die damals vom neuen Begriff »Unterbewusstsein« in der Psychologie ausgelöst worden war.

»Malen wird jetzt direktes Handeln aus der Existenz: Spur der Gestik, Choreographie ihrer Rhythmik, Herzschlag ihres Täters«, las ich da, von einem W. Haftmann,

* Christa Lambertus: *Balance, in Gegensätzen miteinander.* Master of Arts in Expressive Arts Therapy, 2006 EGS CH.

der über die Malerei im 20. Jahrhundert geschrieben hatte.* Mir ging ein Licht auf, als ich las: »Mit grosser Sensitivität verarbeitet zum Beispiel der deutsche Maler und Emigrant Wols seine Kriegserlebnisse und zeigt damit immer und immer wieder die grosse blutende Wunde der Welt« (ebd. S. 106). Dieser Kunsthistoriker, W. Haftmann, sagte: »Die Bilderfläche wird zum Resonanzkörper menschlicher Erregung.«** Er sagte auch, dass die abstrakte Malerei von der ungeheuerlichen Tragik des zweiten Weltkrieges geprägt wurde. Der Maler Pollock bestätigte: »Die Surrealisten haben recht: Alle Malerei kommt aus dem Unbewussten« (ebd.).

Warum künstlerisch begleitete Kreativität, wie das Malen, ausschlaggebend für die Genesung einer Psyche sein kann, sah ich danach klarer. Da konnte durch *eigenes freies Tun* etwas von innen nach außen »in einen sichtbaren Fluss« kommen.

Durch das Sprechen über Filme, Bücher und andere Kunstarten, die mir den Zugang zum Unbewussten geöffnet hatten, wuchs mein vermehrtes Verstehen über das, was »Kunst« für mich bedeutete. Sie wollte unsichtbare Eindrücke, Seelenanteile und Gefühle intuitiv sichtbar machen! Dieser Gedanke befreite etwas in mir: *Kunst musste nicht verstanden, sondern erlebt werden.*

* Werner Haftmann: *Malerei im 20. Jahrhundert*. Prestel, 2000, S. 475. Zitiert in Christa Lambertus: *Balance, in Gegensätzen miteinander.* S. 107.
** Werner Haftmann: *Malerei im 20. Jahrhundert*. S. 478. Zitiert in Christa Lambertus: *Balance, in Gegensätzen miteinander.* S. 107.

Ich kaufte mir Fingerfarben und malte lauter Kreuze, bis ich ein blutrot und goldgelb leuchtendes Kreuz malte! Als ich es in Marienmantelblau einbettete, sagte ich laut: »Verzeih ihnen, denn sie wissen nicht, was sie tun!«

Aufgewühlt hockte ich mich auf mein rosarotes Sofa und empfand die tiefere Bedeutung dieses Satzes. Mit einem Mal war es mir, als ob meine Schuldgefühle, die Schuldzuweisung an meine Familie, die Scham über mein vermeintliches Versagen, mein vom Vater eingeredetes »grausiges Frausein« sowie der Familiensatz: »Niemand kann dich je mögen« alles wie Schnee in der Frühlingssonne dahinschmolz.

Ich atmete tief ein und hörte wieder diesen Satz in mir: »Wir sind alle mehr oder weniger Verwundete, die unsere Verwundungen weitergeben, keiner von uns hat das Recht zu urteilen.«

Nach diesem Satz realisierte ich, während des weiteren Malens, dass ich gewisse christliche Worte tief in mir trug: »Urteile nicht, auf dass du nicht verurteilt wirst. Wer werfe den ersten Stein. Sei still und wisse, *ich bin dein Gott*. Liebe deinen Nächsten wie dich selbst. Der Buchstabe tötet, der Geist lebt.« Und eben: »Verzeih ihnen, denn sie wissen nicht, was sie tun.«

Zu Christa sagte ich beim nächsten Treffen: »Durch die Freude, die beim Malen und Schreiben in mir aufbrodelt, verstehe ich ganz klar, dass, wenn ein passives ›Opfer‹ auf kreative Art *tätig* wird, wird es durch diese *Tätigkeit* zum kreativen ›*Täter*‹, und durch diese Kraft kann das Opfer aktiv aus der lähmenden Ohnmacht der Opferrolle kommen!«

»Das, was du da sagst, ist erstaunlich, und es gefällt mir gut«, sagte Christa daraufhin. »Hast du Lust, ein Bild zu malen, wie du dich als Kind gesehen hast?«

Spontan malte ich eine große Kontur von mir als Kind, die ein ganzes Blatt ausfüllte. Zwischen den Beinen floss Blut in Form eines Penis aus meiner Scheide. Als ich fertig war, sagte ich: »Um mich herum war alles diffus und vernebelt. In mir steckten lauter Pfeile, und ich blutete aus lauter unsichtbaren Wunden. Aber immer klebte ich Herzen auf die Wunden.«

Ich malte Pfeile, die sich in mich und in mein Herz bohrten, aber über alle Pfeile und Wunden hatte ich rote Herzen gemalt. Rund um meine Gestalt malte ich graue, neblige Verschleierung. Christa meinte zu meinem Bild: »Du bist in die Vernebelung geflohen, um nicht mehr greifbar oder angreifbar zu sein! Auch in deinem Buch hast du alles oft umgeschrieben, so als ob du dich immer wieder auflösen musstest.« Sie fotografierte alle Bilder.

Wie vieles hatte ich vor elf Jahren, als ich Neuseeland und Sam verließ, nicht verstanden! Immerzu lebte ich mit dem Gefühl von mea culpa, mea maxima culpa. Ich bin schlecht! Ich bin untreu! Ich habe die Familie kaputt gemacht!

Ich musste an den Wunden meiner Lebensthemen schwer arbeiten, um weiterzukommen. *Ich* musste an mir arbeiten und mich ehrlich hinterfragen, und als ich das tat, sah ich: Als Zukurzgekommene wollte ich bei Sam verpasste Nähe, Umsorgtwerden, Zuwendung, Förderung, Ge-

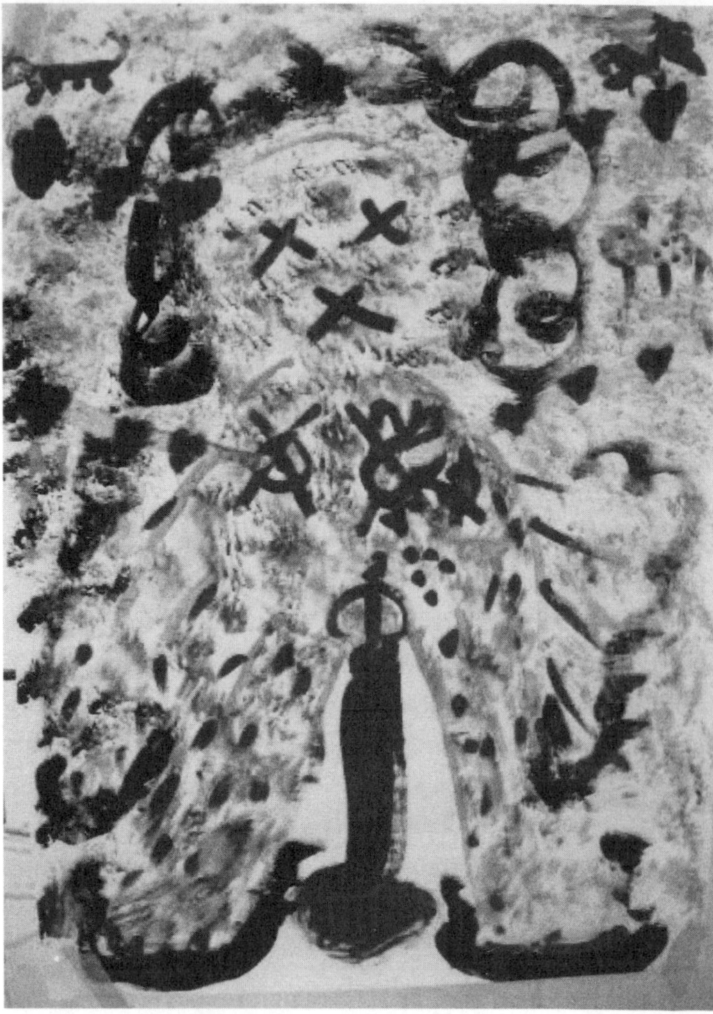

schenke, Feste, Ausflüge, Fröhlichkeit, Unbeschwertheit, Geborgenheit, Bestätigung und das liebevolle »in den Augen der Eltern Gespiegeltwerden« alles nachholen. Ich überforderte ihn total!

Im Malen erkannte ich nun noch besser, wie Menschen, denen die Kindheit gestohlen wurde, ihre Mankos oft durch ihre Partner, Kinder, Freunde und Fremde auffüllen wollen.

Auch die Wiedergutmachung für diese unsichtbaren Wunden, die so ein Mensch bei einem Partner zu finden hofft, ist kaum tragbar. Das kann (und muss) niemand für ein »Opfer« erbringen! Auch die Abgrenzung muss neben Selbstverantwortung gelernt werden, und ich konnte diese Aufgabe erst mit zweiundsechzig Jahren langsam angehen!

Sam und meine Kinder müssen sich durch Abwendung zu schützen versucht haben, während ich, noch einmal, verständnislos und traurig auf der Strecke geblieben war. Aber jeder ist für sein eigenes »Thema« selbst verantwortlich.

Manchmal kann ein Opfer alle seine Nachholbedürfnisse nicht bei einem einzigen Partner erfüllen. Wenn es dann aus Verzweiflung über seine inneren Mankos diese anderswo sucht, kommt es sich als untreu und schlecht vor. Aber diese Opfer kennen oft keine gesunden Grenzen, da sie keine eigenen Grenzen haben durften, da sie lernten, dass sie für die Zuwendung von einem Menschen mit allem von sich bezahlen mussten: mit ihrem Körper und mit dem Verzicht, »auch jemand« zu sein! Und bei mir war da sogar die verinnerlichte Botschaft, *sonst sterben zu müssen!*

Zwischen den anstrengenden Zeiten des Dauerumschreibens meines Buches unternahm Pit mit mir und Jimmy herrliche Tagesausflüge in unserem schönen Schweizerland. Da gab es Schlittenfahrten, Fahrten ins Blaue, durch das Wallis und bis ins Tessin! Auch nach Berlin, Hamburg, auf die Inseln Rügen und Hiddensee lud er mich mit dem Schweizerischen Eisenbahn-Verein eine Woche lang ein!

Von Zeit zu Zeit wurden wir beide von Pits Kusine in Nürnberg durch die hohe Kunst ihrer Gastfreundschaft so verwöhnt, dass ich mir danach so erholt wie nach dem längsten Urlaub vorkam. Als ich mich nach solchen Out-Zeiten gleich wieder tagelang in mein Weiterschreiben stürzte, verstand Pit, dass ich viel »Allein-Zeit« brauchte. Ich war dankbar für sein Verständnis und dachte mir etwas besonders Lustiges aus, als ich »zum Atmen hochkam«.

Zeitweise versuchte Mutter mir, im Kopf, immer noch mit streng erhobenem Zeigefinger, meine neue Sicherheit in der Partnerschaft zu nehmen, indem sie sagte: »Hast du kein schlechtes Gewissen, etwas anderes zu tun, als das, was dein Partner will? Das gehört sich nicht! Du hast absolut kein Recht dazu! Wenn dich ein Mann will und braucht, und du ihm nicht gehorchst, bist du schlecht und musst dich schämen! Warum sollte sich jemand, außer für Sex, mit dir abgeben! Du hast nur zu dienen und zu danken! Dein blödes Schreiben ist nichts wert! Du solltest deine eigene Wohnung nicht behalten! Das ist egoistisch und überhaupt, auf die Dauer wirst du alleine mit dem Leben nie zurechtkommen!«

Sehen Sie, da bin ich oft immer noch verwirrt, denn alles, was andere taten, schien für meine Eltern richtig. Und wenn *ich* etwas tat (und wenn es dasselbe war), so war es falsch! Und so gibt es täglich Beispiele, an denen ich das, was ich in der Kindheit als richtig oder falsch lernte, heute umlernen muss. Aber das klappt nur ganz langsam, und ich bin noch oft sehr verwirrt.

Wenn ich am Wochenende mit Jimmy zu Pit ging, war das immer gemütlich. Er kochte, wir spazierten, wir erlebten mit seiner Tochter, deren Kindern, ihrem Partner und der Patchwork-Familie von seinen Kindern interessante Zeiten und ließen es uns wohl sein.

Alles war mit Pit wunderschön, nur hatte ich da, immer noch jedes Mal, so etwas wie eine unsichtbare Wand abzubauen. Die Wand wurde dünner, aber manchmal stand sie, wenn ich sie am wenigsten erwartete, wieder im Weg.

Malen mit Christa

Beim Umschreiben war ich einmal wieder steckengeblieben und froh um die Zeit mit Christa. Ich hatte schlecht geschlafen, und als ich endlich eingenickt war, wachte ich durch so etwas wie eine Erschütterung auf. Es war mir, als ob mein Bett fest gerüttelt wurde und mir gleichzeitig der Wind um die Ohren rauschte. Ich hatte gerade von einem braunen Schranksarg, der einen weißen Türrahmen ausfüllte, geträumt. Der rauschende Wind und das Rütteln hatten mich geängstigt, auch weil mich der Traum beunruhigte.

Als ich bei Christa war, sagte sie mir, dass sie heute mit mir meine Wutgefühle anschauen wollte, aber ich lenkte ab und fing an, von meinen bevorstehenden Indienplänen zu sprechen.

Wir suchten dann nach etwas, was ich malen wollte, als mir mein Traum einfiel und ich ihn ihr erzählte. Kichernd sagte ich verlegen: »Das Windrauschen war, wie ich mir den Heiligen Geist vorstellen würde! Es könnte eine Warnung sein, dass ich von der bevorstehenden Indienreise nicht mehr zurückkomme.«

»Es könnte aber auch etwas mit Türen, die nirgendwo hinführen, zu tun haben, so wie die Türen, die du zu deinen Töchtern aufmachen wolltest«, meinte Christa.

»Ja. Da meine Versuche bei ihnen alle wie tot in einem Sarg endeten, könnten die Türen die vergebene Liebesmühe zu geliebten Menschen, die nirgendwo hinführte, darstellen.«

Türen? Der weiße Türrahmen, ausgefüllt von einem kackfarbigen Schrank, war ein langweiliges Bild, und auf dem Weg nach Hause verstand ich nicht, was das sollte.

Zu Christa konnte ich erst wieder in drei Wochen gehen. Ich hatte das Gefühl, nirgends weiterzukommen. Sie hatte nach dem Bild noch gesagt: »Vielleicht ist der Schrank in der Tür ein Symbol für Türen, durch die du glaubtest, weiterzukommen, die dich aber wie in einem Schrank gefangen hielten.«

In meiner Wohnung klingelte das Telefon. Pit sagte: »Ich lade dich und Jimmy vier Tage nach Interlaken zu den Tell-Festspielen ein. Ich kenne da ein reizendes Hotel. Das Essen ist vorzüglich!«

»Das ist ja eine tolle Überraschung! Müssen wir nicht vorher noch die Kartoffeln ausgraben?«

»Lieb, dass du daran denkst, aber die können wir auch nachher ausbuddeln.«

So kam es, dass ich die Tür zu uns und zu unserer »Jetzt-Zeit« ganz bewusst öffnete, während ich die kaputte Familientür leise, aber bestimmt, ins Schloss drückte.

Pit und ich genossen unbeschwert die vier Tage in den Alpen, und Jimmy benahm sich mustergültig! Wir freuten uns im Alpengarten auf der »Schynigen Platte« zusammen mit unglaublich vielen asiatischen Menschen an der Blumenpracht und am fernen Kuhglockengebimmel. Dank dem Kuh-Alpenaufzug und all den anderen patriotischen Höhepunkten mit Ziegen, Pferden und Eseln bei den Tell-Spielen fühlte ich mich sehr Schokoladen-Jodel-Alphornschweizerisch, spürte ich, was jetzt für mich Heimat bedeutete, und wurde mir bewusst, dass ich mein Heimatgefühl *in mir* finden musste, bevor ich meine Zugehörigkeit auch außen wahrnehmen konnte.

Über Wengen fuhren wir nach Basel zurück, und als wir vor dem Mittagessen in diesem Ort spazieren gingen, sah ich an einem hübschen Chalet Namens »Gärtli« das Wort »Ferienwohnung« angeschrieben. Kurz entschlossen klingelten wir, stellten uns dem Besitzerehepaar vor, hinterließen unsere Karten und sagten, dass wir im kommenden Jahr gerne bei ihnen die Ferien verbringen möchten.

Kaum war ich in Basel in meiner Wohnung angekommen, rief der Besitzer dieses Ferienhauses mich an. Er sagte, er habe auf meiner Karte gesehen, dass ich Übersetzungen mache, er sei Fotograf und wollte fragen, ob ich für die nächsten drei Tage nach Wengen kommen könnte, um vor dem Druck seines dritten Fotobuches die Untertitel seiner Bilder ins Englische zu übersetzen.

Ich reiste mit Jimmy am folgenden Tag zurück, und nach drei Tagen intensiver Arbeit fuhr der Fotograf mit seiner Frau in die Ferien. Er bot mir an, noch zwei Tage auszuruhen und die Berge zu genießen. Dank dieser Arbeit hatte ich für meine bevorstehende Indienreise noch etwas dazuverdient.

Nachdem sich all das wieder so märchenhaft ergeben hatte, wachte ich, in Wengen, mitten in der Nacht auf und sah genau, was ich vor Indien noch dringend mit dem Kacka-Schranksarg-Bild machen wollte! Ich rief Christa an und erklärte, dass ich das Bild total vernageln wolle! Ich sagte: »Unter das Papier des blöden Bildes werde ich eine dicke Holzplatte anbringen, die ich dann zuerst mit einer weicheren Styropor-Platte bedecke. Dann will ich das Bild voller Wut vernageln und symbolische Sachen darauf anbringen, wie zum Beispiel einen Maulkorb für die Kindheit, Federbälle für meine Widerstandskraft, Kreuzigungskreuze und Auferstehung, einen Stoffhund, ein Pferd und Pfeile, die mein Herz durchstachen, umgeben von weißen und gelben Federn zum Zeichen meiner Resilenz (Widerstandskraft), und dass ich mich nie unterkriegen lasse.«

»Zwei Stunden kann ich dir dafür noch einräumen, aber das Material musst du selbst besorgen.«

Ich hatte in Basel einen halben Tag Zeit und fuhr mit der Tram zum Baumarkt. Dort wütete ich wie noch nie! Ich sammelte Säcke voll der verschiedensten Nägel, kaufte einen Hammer, Schnüre, Bastschnur, Holzplatte, Styropor, Pfeile, rote Farbe, Federbälle und verschiedenfarbige Federn. Ich fand dazu eine kleine Halloweenmaske ähnlich dem »Schrei« von Munch. Im Taxi fuhr ich damit zu mir, lud aus und fuhr mit der Tram gleich weiter, um im Warenhaus einen Maulkorb sowie ein weiches Plüschpferd und einen Hund zu kaufen. All das schleppte ich, noch mal per Taxi, ins Malatelier zu Christa.

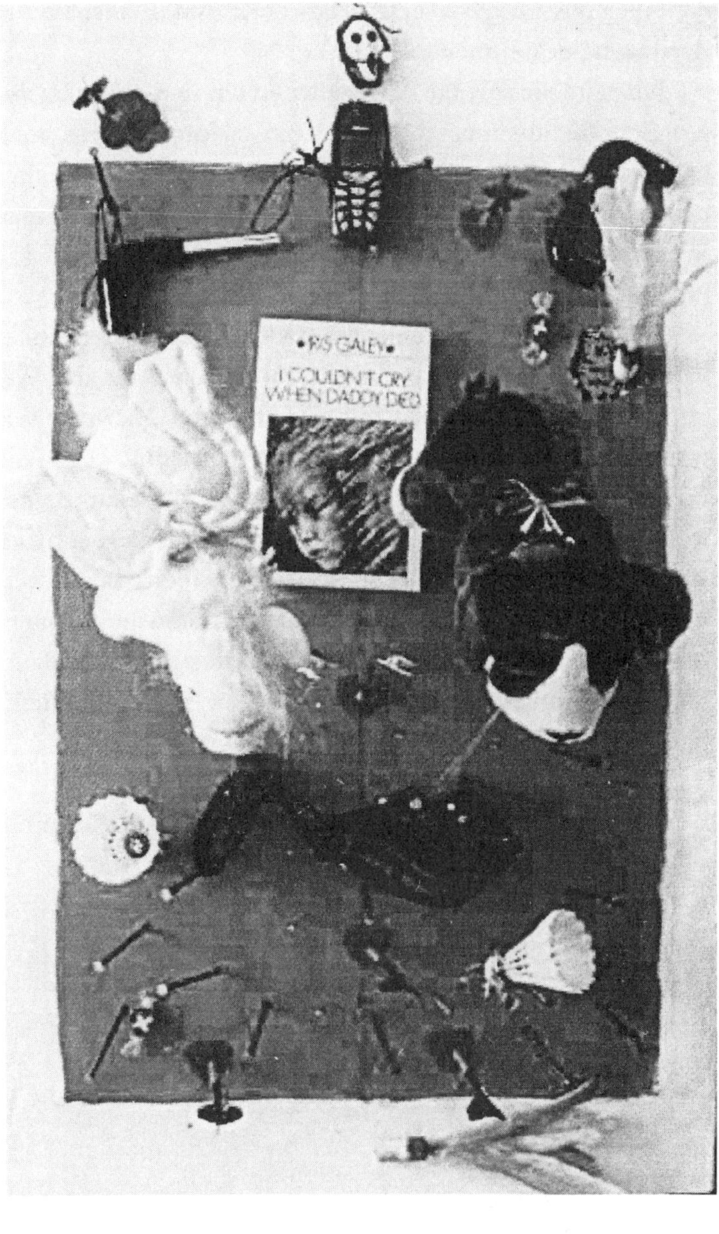
I COULDN'T CRY
WHEN DADDY DIED

Noch nie war ich so bewusst mit mir und meiner Wut in Berührung gekommen!

Ich jagte dicke lange Nägel aller Arten in den kackfarbigen Schrank auf meinem Bild! Christa fotografierte mich beim Hämmern und bei dem, was da entstand. Ein altes Handy verband ich mit einer Schnur, um meine jahrelange Sprachlosigkeit als Kind zu symbolisieren, und die Maske brachte ich oben am Bild an.

Nachdem ich mich total verausgabt und alles so beendet hatte, wie ich mir das vorgestellt hatte, hörte ich auf. Wir stellten das Bild an eine Wand und staunten über das, was wir sahen. »Ich sehe das unerbittliche Anstürmen gegen die verschlossenen Türen meiner Eltern, und zugleich das gewaltsame Eingerissenwerden meiner Türen, sexuell vom Vater und emotional von der Mutter. Endlich, nach zweiundsiebzig Jahren ist meine *Wut* bewusst herausgekommen, hat sich in einem bildhaften Objekt manifestieren und symbolisieren können!« Ich umarmte Christa und sagte glücklich: »Ich habe es noch vor dem Sterben geschafft!«

Heimkommen hört nie auf

Zu Hause las ich in meinem Spruchheft: Die Alliierten fanden im KZ von Ravensburg die folgenden Worte auf einem Blatt im Wind.

Friede den Menschen
die eines bösen Willens sind.
Ein Ende aller Rache und allen Reden
über Strafe und Züchtigung.
Die Grausamkeiten spotten allem je Dagewesenen.
Sie überschreiten die Grenzen
menschlichen Begreifens
und zahlreich sind die Märtyrer.
Daher, oh Gott,
wäge nicht ihre und unsere Leiden
auf den Schalen Deiner Gerechtigkeit.
Fordere nicht grausame Abrechnung,
sondern schlage sie anders zu Buche:
Lass sie zugute kommen
allen Henkern, Verrätern und Spionen,
(und uns unreifen Eheleuten und Eltern)
und vergib ihnen (uns)
um des Mutes und der Seelenkraft der anderen willen.
All das Gute soll zählen,
nicht das Böse.
In den Erinnerungen unserer Feinde

wollen wir nicht als ihre Opfer weiterleben,
nicht als ihr Alptraum und grässliche Gespenster;
vielmehr ihnen zu Hilfe kommen,
damit sie abstehen können
von ihrem Wahn.
Nur dies allein wird ihnen abgefordert;
und dass wir,
wenn alles vorbei sein wird,
leben dürfen
als Menschen unter Menschen.
Und dass wieder Friede sein möge
auf dieser armen Erde,
den Menschen
die eines guten Willens sind,
und dass dieser Friede auch zu den anderen komme.

Anonym

Sterben

Ich war am Kürzen des Buches. Eben brachte Pit mir mit seinem Mofa ein fertig zubereitetes Mittagessen: Bohnen und Kartoffeln aus seinem Garten und dazu feiner Speck! Danach putzte er eine Stunde lang meinen neusten, verbrannten Kochtopf. Anschließend liefen wir mit Jimmy am Rheinufer entlang. Als ich Pit verabschiedete, klingelte das Telefon.

Belinda! Ich hörte sie selten und freute mich, wie nur eine Mutter sich an der Stimme ihrer Kinder freuen kann. Sie klang traurig, als sie sagte: »Ich habe dich gesucht. Ich habe dir dringend etwas mitzuteilen. Sitzt du, Mum?«

»Ja, ich war mit Pit bei seiner Kusine in Deutschland«, sagte ich in der Hoffnung, dass sie mir nicht das, was ich schon ahnte, mitteilen würde.

»Ich kann es dir nicht so sagen, ich musste es aufschreiben. Ich glaube, ich habe das von dir.«

Sie las mir weinend vor, wie sie sich angestrengt hatte, um bei sich in der Nähe das beste Pflegeheim für »ihren Daddy« zu suchen. Alles hatte sie organisiert. Nur noch kurze Zeit und sie hätte Sam, zusammen mit ihrem Partner, in Neuseeland abgeholt.

»Aber«, las sie weiter, »Dad, der liebe, sture Dad, der er immer war, machte seine eigene Aussage noch mal deutlich! Er wollte scheinbar nicht von seinem Neuseeland fort!« Belinda las weiter, und erzählte, wie sie einen Telefonanruf erhalten hatte, in dem man ihr mitteilte, dass ihr Vater dreimal aus dem Bett gefallen war und mit einer Lungenentzündung im Spital lag.

Mein Kind weinte und las: »Ich flog zu ihm. Er kannte mich noch. Ich hielt seine Hand. Die Ärzte entschieden mit mir, dass wir alle Maßnahmen, die ihn am Leben hielten, entfernen würden. Bis zu seinem letzten Atemzug hielt ich seine Hand, und er drückte sie zurück. Ich hoffe, eines Tages wird auch jemand da sein, um meine Hand zu halten. Er schien am glücklichsten gewesen zu sein, als ich bei ihm im Altersheim saß und endlos kleine Namensschilder in seine Kleidung nähte.«

Ich sah in Gedanken unsere Stube am Meer und wie Belinda mir beim Vorhangnähen geholfen hatte, und empfand noch einmal, wie überglücklich mich das damals auch gemacht hatte. Es war heimelig und sie war töchterlich.

Ich hörte ihr weiter zu.

»Ich wusste zuerst nicht, was ich tun sollte. Dad hatte nichts aufgeschrieben, aber ich wusste, wie sehr er Beerdigungen hasste, und da er immer ›Asche zu Asche und Staub zu Staub‹ gesagt hatte, ließ ich ihn kremieren. In zwei Urnen ließ ich mir seine Asche geben. Die eine Hälfte verstreute ich von seinem Lieblingssteg ins Meer, von dem aus er so gerne fischte, und für die andere Hälfte kaufte ich einen kleinen asiatischen Schrein. Falls du je nach Australien kommst, kannst du ihn sehen und auch, wie ich die Schublade mit seiner Asche versiegelt habe. Ich setzte Inserate in die Zeitung, und zu der kleinen Feier kamen so an die fünfunddreißig Freunde, einige noch aus der Zeit, als wir 1980 einwanderten. Es war der einzige sonnige Tag seit drei Wochen. Ich und viele andere sagten einige Worte. Wir spielten eine Charlie Parker-CD. Es gefiel allen und zusammen verstreuten wir die Asche. Du brauchst nicht zu mir zu fliegen, Mum. Mit der Summe, die er mir hinterließ, kaufe ich mein Haus. Er sagte, ein eigenes Haus sei das Wichtigste.«

In meinem Kopf rasten Trauer und Gedanken um die Wette. Ich war, wie immer in solchen Situationen, verwirrt, war es in Ordnung, dass ich von der ganzen Abschiedszeremonie einfach ausgeschlossen worden war? Es war, als hätten ich und die dreißig Jahre mit ihnen nie existiert! Ich hatte meinen Mann über so viele Jahre vergeblich zu erreichen versucht, dass er für mich lebend wie »nicht mehr lebend« kaum vorhanden gewesen war. Ich hörte noch einmal seine Pantoffeln die Treppe zum Schlafzimmer hochkommen, spürte meine allabendliche Hoffnung auf irgend eine Art von Annäherung, spürte mein zunehmendes Erkalten, um meine Verlassenheit nicht mehr zu spüren. Zu der ungeheuerlichen Tatsache des Todes meines Ex-Partners und dem Vater von Belinda konnte ich jetzt, wie zur Beerdigung meines Vaters, nur Leere in mir finden. Wie hatte Sam das Leben mit mir empfunden? Ich sah die absolute Hilflosigkeit von uns beiden. Diese Gedanken huschten vorüber.

Als Belinda zu sprechen aufhörte, weinten wir beide. Sie sagte noch mit erstickter Stimme: »I love you.«

Da schrie ich laut auf. Sie hängte ein.

Leise weinte ich über unsere unbeendete Familiensymphonie. Plötzlich kam neben der Trauer auch Wut in mir hoch, die jegliches Mitgefühl erstickte. Ich dachte, dass ich gegangen war, weil ich mir in der Familie nur als eine praktische Bequemlichkeit vorgekommen war. Nach meinem Empfinden wurde ich dort nur selten ernst genommen, wurde toleriert, und manchmal war es praktisch, mich zu haben. Sah ich das falsch? Stand ich mir selbst im Weg? Ich sah nur, was ich versucht hatte zu tun, und dass es absolut nichts an Nähe bewirken konnte. War ich unfähig, Nähe zu erkennen? Gerne hatte ich vieles für meine Familie getan, sogar mit Begeisterung, aber wie cool und selbstverständlich sie das alles von mir zu erwarten schienen.

Sahen Sam und Belinda das anders? »Ich schenke dir das kleine Kuschellamm mit dem traurigen Gesicht, weil ich so traurig bin, dass du weggehst.« Warum wussten wir alle nicht mehr von unseren Gefühlen füreinander?

War das auch der Grund, warum wir nicht miteinander reden konnten? So vieles kam mir nach dem Gespräch mit

Belinda hoch. Aber ich sah, verstand und spürte nur diese gähnende Leere in mir. Ich kam mir vor, wie eine, der man vor langer Zeit die Augen zusammen mit allen Nerven ausgerissen hatte, und diese Taubheit warf mich in eine bodenlose Ohnmacht der Hilflosigkeit. Hatten sie mich oder hatte ich sie nicht »wahr-nehmen« können? Konnte ich das nicht, weil ich so lange Gefühllosigkeit einüben musste, um nicht einzugehen?

Ich war erschüttert, weil ich als Mutter und Ehefrau, ohne es zu wollen, so sehr versteinert eingesperrt war, wie in einer Rüstung. Ich spürte nichts, als sich mein Vater erschoss, ich spürte nichts, als meine Mutter starb. Ich wusste nicht, wie man bewusst einen Partner wählt, wie man mit ihm umgeht und wie man es überleben soll, wenn wieder einer verschwindet.

Die Türen, durch die ich ging, waren alle Zufallstreffer, die entweder funktionierten oder nicht, aber was zum Funktionieren beitrug, hatte ich nie gelernt.

Als meine Jüngste an der Kunstakademie in Melbourne ihren »Bachelor of Art« im Talar und Umhang erhalten sollte, fragte ich Sam per Telefon von Basel aus, ob ich ihn im Rollstuhl in Auckland abholen und mit ihm zur Feier nach Melbourne, danach mit ihm zurück nach Neuseeland und dann zurück nach Basel fliegen sollte. Wir waren doch immer noch ihre Eltern!

Ich bekam nie eine Antwort.

Erst viele Monate danach erhielt ich ein Foto von ihr im Talar und die Nachricht, dass ein Freund mit Sam hingeflogen war. Was musste denn noch geschehen, bis ich ihre Botschaften hören, einstecken und annehmen konnte?

So vieles hätte ich Belinda gerne geschrieben, aber sie mochte, aus Zeitmangel, wie sie sagte, nicht mehr als »zwei, drei Worte«. Also schickte ich nach ihrem Telefonat folgenden kurzen Brief:

»Belinda, das hast du unglaublich gut gemacht. Ich ziehe den Hut vor dir. Es war sicher sehr schwierig für dich. Wie du all diese Entscheidungen getroffen, und alles organisiert hast, ist sehr lobenswert.
Love, Mum«

In mein Notizbuch auf dem Pult schrieb ich: Erwachsenwerden ist keine Frage des Wollens – es ist eine Frage des Könnens.

Durfte ich jetzt auch an meine Reaktionen auf meine Gefühle denken oder nur an die von Belinda? Ich rief Pit an. Er kam. Mit Jimmy gingen wir im Regen am Rhein spazieren, und Pit lud mich zu einem tröstenden Tee ein. Auf dem Heimweg ging ich mit ihm in einen Blumenladen und kaufte dieselben rosaroten und gelben Fleißigen Lieschen, wie ich sie in unserem Patiogarten, hinter unserem Haus auf der Klippe in Neuseeland, gepflanzt hatte. Dort, wo man das Meer nicht sah, hatte ich die Illusion von Land und Wurzeln gehabt. Und weil mir dieser Garten und die Hängeblumenkörbe, die ich farbig gestaltete, viel bedeutet hatten, hatte ich zwei davon in meinen Koffern verstaut, als ich das Kiwiland für immer verließ. In diese Hängekörbe pflanzten jetzt Pit und ich zusammen Blumen, zu Ehren von Sam. Ein Foto meines Basler Hinterhofgartens mit diesen Sam-Memory-Blumen schickte ich an Belinda, um ihr zu kondolieren.

Vor drei Jahren war Belinda mit ihrem Partner nach Europa gekommen. Sie wurde seiner Familie in London vorgestellt. Als die beiden nach Basel kamen, hatte ich ihnen ein Zimmer bei mir angeboten und stellte mir fröhliche Frühstücke im Garten und Zeiten eines reiferen Zusammenseins vor. (In dem Garten, in dem jetzt die Erinnerungen an Sam in den Kiwiblumenkörben blühen.)

Belinda hatte mir aber mitgeteilt, dass sie zu Arlette gehen würden. Sie teilte mir auch mit, dass sie nur mit ganz kleinen Babyschritten auf mich zukommen könne. Ich war mir damals noch nicht bewusst gewesen, dass ich für sie eine ähnliche Monstermutter gewesen war wie meine Mutter für mich.

Die zwei waren für zehn Tage in Basel. Sie kamen zu mir zu einem Lunch, und als ich meine hübsche Tochter, die sich sehr originell kleidet, draußen sah, schlug mir das Herz vor Freude zum Hals. Belinda schenkte mir ein Farmbild mit einer Uhr im breiten dunklen Holzrahmen. Sie blieben aber nur zwei Stunden.

Am zweiten Tag machten wir einen Ausflug auf den Pilatus und fuhren mit dem Dampfschiff zurück nach Luzern. Jimmy, den sie beide ins Herz geschlossen hatten, war dabei.

Das dritte und letzte Mal vor dem Abflug sah ich Belinda, als ich die zwei beim Chinesen »Li« in Basel zum Nachtessen einlud, und danach mit ihnen zum Jazz des Basler Jazzfestes durch die Gassen von Basel schlenderte; allerdings unter dem Druck des nahenden Abschieds.

Meine Freunde, die auch alle zu diesem Anlass durch die Stadt bummelten, hätten Belinda bei dieser Gelegenheit gerne kurz gesehen und ihr Geschenke überreicht, aber das empfand sie wieder als aufdringlich. Sie wollte die Verwandten von Sam besuchen, und obwohl es ihr weh getan hatte, besuchte sie unser Haus am Hang, in dem sie ihre ersten neun Jahre aufgewachsen war.

Belinda hatte eine gutgehende Kunstgalerie in Melbourne aufgebaut und sagte mir, falls ich einmal mit Pit nach Australien kommen wolle, wäre das schön, aber ich könne weder in ihrem Haus noch im Haus ihres Freundes wohnen. Das sei ihr alles zu nah. Ich musste lernen, das zu respektieren.

Wahrscheinlich werden wir uns nie mehr sehen, und alle diese Umstände und Erinnerungen machten mir das Trauern um Sam unendlich viel schwerer.

Ich konnte nicht mehr schlafen. Mit einem unbeholfenen Versuch, Belinda in dieser Trauerzeit per E-Mail zu erreichen, legte ich mein Herz offen, da ich ihr sagen wollte, »warum ich so war, wie ich war«. Scheinbar machte ich alles, einmal mehr, noch viel schlimmer.

Als Sam gestorben war, kamen mir unzählige schöne Erinnerungen in den Sinn. Plötzlich erinnerte ich mich auch an ein schönes Erlebnis mit meiner Mutter und ihrem zweiten Partner, meinem Stiefvater. Sie hatten mich, als junge Frau, im Auto auf eine Reise durch das Salzkammergut mitgenommen.

Langsam kamen mir vermehrt und deutlicher lustige Begebenheiten in den Sinn, und da musste ich denken, wie traurig es mich gemacht hatte, als sich meine Töchter und Enkel überhaupt nicht daran zu erinnern schienen, wie viel Freude ich ihnen begeistert gemacht hatte, seit sie auf der Welt sind.

Heiß überliefen mich folgende Gedanken: Wieviel Positives vergisst ein Mensch, wenn fast alles vom Schmerz eines Traumas zugedeckt wurde? Und all das Negative in meinem Leben kam mir plötzlich wie ein Stein vor, den ich nun, ein für allemal, loswerden wollte. Ob Karma, ob Schicksal, ob unsichtbare Familienbande, ob selbst gewählt, ob Zufall oder Folge von »was auch immer«. Ich las zum Trost einen Brief an Sam, den ich im geschrieben hatte.

Lieber Sam,
… nun bin ich auf dieser winzigen Insel, mitten im Südpazifik, allein in einem Haus, zum ersten Mal seit Jahren!

Guten Morgen. Habe versucht, auf Zehenspitzen an den Möwen vorbeizuschleichen. Aber sie sind beleidigt davongetrippelt. Plötzlich bin ich am Strand entlang gehüpft, wie ein Kind auf dem Weg in den Kindergarten. Ich wedelte mit meinen Armen und freute mich an meinen Fußabdrücken im Sand. Last but not least habe ich herausgefunden, warum ich im Dunkeln solche Angst habe. Musste die arme Inzest-Frau anrufen, die täglich eine Stimme am Telefon braucht, aber niemanden sehen will. Sie hat zu viel Angst. Ich fragte, wovor. Sie sagte, vor Vergewaltigern, Einbrechern, Räubern, Mördern. Wir stellten fest, dass alle diese Personen durch unsere Väter repräsentiert worden waren. Sie ermordeten unsere Unschuld, raubten unsere Kindheit und vergewaltigten unsere Körper und Seelen.

Mit den Jahren liebe ich dich immer mehr. Gerade steigen mir blöde Tränen in die Augen, und meine sentimentale Pumpe schmerzt wegen des großen Gefühls, das ich für dich habe. Warum kann ich dir meine Gefühle (besonders die sexuellen) nicht besser zeigen, wenn du da bist?

Wie schön wir es hatten, nur wir zwei, als wir aus allem raus waren. Besonders deshalb, weil wir wissen, dass unser lieber Teenager auch eine Pause von uns brauchte, genau wie wir von ihr. Mach ihr doch morgen bitte ein Kompliment, wenn sie sich ganz toll für ihren ersten Schulball anzieht, und mache ein paar Fotos, bitte!

Ich hasse Abschiede! Immer wenn meine Mutter mich als kleines Kind irgendwo allein gelassen hat, war ich davon überzeugt, dass es der endgültige Abschied …. Ich bin froh, dass ich ein Poulet und Nüdeli, Blumenkohl und Rüebli für euch gekocht habe, bevor ich gegangen bin. Ich weiß, dass ich euch mit meinem Vitaminfimmel auf die Nerven gehe, aber so versucht eine Frau eben, die, die sie liebhat, gesund und zufrieden zu erhalten, so gut es geht. Wenn die Familie nicht gedeiht, zermartert sie sich Hirn und Seele, wo sie denn wieder versagt hat.

Ich sehe dich vor mir, wie du auf die Fähre steigst, nachdem du mich inniger geküsst hast, als du es früher je getan hast! Ich fühle mich wirklich geliebt! Ich sehe dich winken, mit der Ewig-auf-deinem-Kopf-sitzenden-Kappe; sehe, wie du gehst und deine lustig-linkischen Gesten machst. Mir ist so, als hätten wir gerade erst unsere Flitterwochen hinter uns oder, hier auf der Insel, die Affäre unseres Lebens genossen. Nach bald zwanzig Jahren! Mir wird plötzlich klar, dass die Ehe ihre eigene Belohnung hat. Wenn zwei Menschen zusammenbleiben, durch alle Auseinandersetzungen und Kämpfe, Schmerzen und Enttäuschungen, Konkurrenzkämpfe und Streitereien, so belohnt einen die Zeit und macht alles lebenswerter! Ich sage dir, ich schätze mich glücklich, dass du immer zu mir gestanden hast, auch wenn ich nicht leicht zu nehmen war. Mit dir war es auch nicht nur einfach! Aber jetzt bleiben nur schöne Erinnerungen. Wie frisch Ver-

liebte sind wir von einem Ende des Onetangi-Strands auf der Insel Waiheke zum anderen gelaufen. Der einsame Flötenspieler ganz am Ende! Die junge Frau mit ihrem kleinen Kind, beide mit bunten Handtüchern und Strohhüten: das Kind wie ein kleiner Fliegenpilz, rot mit weißen Punkten ... In einer von Pohutakawa Bäumen geschützten Bucht saßen wir ganz allein auf einem ausgebleichten Treibholzstamm und redeten miteinander, wie wir es seit Jahren nicht gekonnt hatten. Und dann drehte ich mich zu dir und sagte: ›Sam, ich fühle mich dir so nahe, aber ich bin traurig, denn ein Moment wird einmal der Letzte für uns sein, und einer muss den anderen dann allein lassen.‹ ›Vielleicht wird das nie nötig sein‹, sagtest du und plötzlich verstand ich deine Art zu glauben, als du sagtest: ›Es ist gut, wenn man weiß, worauf es ankommt, und man sich keine Sorgen zu machen braucht.‹

Auf dem Rückweg vom Strand gingen wir durch den Sand, wie zwei bucklige Glöckner von Notre Dame, Quasimodos, die Augen ständig auf den Boden gerichtet, und fanden einen Muschelschatz nach dem anderen.

Nach einer Weile mit dir allein fühle ich mich so leicht und frei. Ich war verkrampft durch die Verantwortung für unsere Familie. Ich sehe ein, dass ich lernen muss, auf eine losgelöste Art zu lieben.

Hey! Es ist herrlich, allein zu sein. Heute ist mir klar geworden, dass ich meine Mutter auch nicht mehr zu bedauern brauche, denn Alleinsein kann sehr schön sein. Sie kann machen, was sie will und wann sie will. Ich auch. Arbeiten, spazieren gehen oder schlafen und schreiben, schreiben, schreiben. Ich wusste nie, dass ich nicht allein bin, weil ich mich selber habe!

Alles Liebe, Olivia

Und als ich jetzt durch den Tod von Sam ganz neu mit dem Leben konfrontiert wurde, sah ich, wie unwichtig vieles von dem war, was ich einst für wichtig hielt. Aber das kann ich erst jetzt, nachdem ich es durchlebt habe, erkennen. Ich bedauere sehr, sehr vieles.

Heute stand ich lange vor dem Haus gegenüber der Clarapost und schaute zu dem Penthousegarten hoch – unsere erste gemeinsame Wohnung! Und es war mir, als ob der Geruch der Chemikalien von Sams Dunkelkammer noch zu riechen war. Ich dachte, was wir hier, auf Erden, doch für dumme, arme Menschenkinder sind, und ich merkte umso stechender, dass, auch wenn Sam und Belinda sowie Arlette und meine Enkelkinder mit meiner Art von Liebe nichts anzufangen wussten, ich sie auf meine Art immer liebhaben werde.

Wenn das auch »opfertönig« klingt, so scheint es mir manchmal wichtiger zu lieben als zurückgeliebt zu werden.

Gibt es denn neben allen diesen modernen Psychobegriffen wie »symbiotisch gestört«, »Helfersyndrom«, »harmoniesüchtig« noch das einfache »Liebhaben«?

Ich hielt sie doch nicht fest? Sie waren doch alle frei? Habe ich denn so ein grauenhaftes Verbrechen begangen, nur weil ich mich über sichtbare, spürbare Zuwendung auch gefreut hätte? Oder war ich wirklich so gestört, dass ich das, was man mir entgegenbrachte, nicht sehen konnte, denn Sam sagte oft: »Wenn ich dir etwas Nettes sage, so fragst du mich jedes Mal, was ich gesagt habe.«

Bin ich jetzt anders, da mich Pit und seine Familie nun schon so lange mögen?

Irgendwo
singt ein Vogel unbeschwert,
während ein anderer gefressen wird, irgendwo …
Irgendwo
blüht eine Rose,
während einer anderen die Blätter zerfleddern,
irgendwo …
Irgendwo
gurgelt ein Bächlein plätschernd daher
während an seinem Rande Messer des Glaubens
die Gurgeln Andersgläubiger durchschneiden,
irgendwo …
Irgendwo
wird eine Frau verehrt, geliebt und zärtlich geküsst,
während andere geschlagen und vergewaltigt werden,
irgendwo …
Irgendwo
spaziert ein gepflegter Hund im Wald mit seiner Herrin,
während Windhunde in Spanien an Bäume gehängt,
durch ihre strangulierten Kehlen ihr Leben aus-
keuchen, irgendwo …
Und irgendwo
feiert ein respektiertes, glücklich geliebtes Kind seinen
Geburtstag,
während andere missbraucht, geschändet, erniedrigt
und zum Seelennot-Tod verstümmelt werden,
irgendwo …
Ist ein Trauma, an dem einer wachsen können soll,
Fluch oder Gnade?
Irgendwo …

Und ich bin heute Abend
nicht mehr dieselbe,
die ich heute Morgen war.
Irgendwie

Ich legte alles von der Kunsttherapie zusammen mit meinem Buchmanuskript in den rustikalen alten Sekretär aus dunklem Eichenholz, den ich »meinen Sarg« nenne.

Die Zeit zum Packen für Indien war gekommen.

Indien

Die Zehennägel sind geschnitten, Jimmy war gebadet, entfloht und entwurmt, die Wohnung leuchtete geputzt, geordnet und perfekt, und der Koffer stand im Gang. Es war beinahe Mitternacht. Übermorgen würde ich nach Indien fliegen.

Einschlafen konnte ich aber nicht. Die neuen Hausbewohner der aufgekauften Häuser des Christlich Sozialen Hilfswerks rundum machten mich mit ihrer lauten Discomusik wieder einmal wahnsinnig.

Ich stand auf, holte den Koffer und packte noch einmal aus: Eine Gewohnheit, die ich mir angewöhnt habe, um immer weniger auf eine Reise mitzunehmen. Nach dem vierten »Auspacken« hatte ich noch zwölf Kilo im Kabinenkoffer. In der kleinen Handmappe trug ich meinen neuen Mini-Computer.

Um meinem steigenden Frust Erleichterung zu verschaffen, schrieb ich noch rasch einen weiteren Brief an die

Verwaltung der christlichen »Gut-Tuer«. Ich schrieb, dass mir das Wohnen in meiner geliebten Wohnung und Garten von ihnen verdorben worden sei, denn nicht ein einziges Mal hätte ich in diesem Sommer ohne das Frustgeräusch ihres Pingpongs plus Geschrei meinen Garten genießen können. Ich sagte auch, dass ich als Basler Steuerzahler, der indirekt half, solche sozialen Drogenunterkünfte zu unterstützen, es nicht toll fände, nachts wegen lauter Musik nicht mehr schlafen zu können und am Tag vom Pingponglärm im dröhnenden Hinterhof ohne Unterlass genervt zu werden. Ich würde ihre Arbeit ja befürworten, sogar bewundern, schrieb ich noch, aber nicht, wenn andere Menschen dadurch ihre Wohnqualität verlören! Wenn sie den Pingpongtisch nicht auf die Straßenseite stellen würden, wo der Verkehr den Lärm verschlucken könnte, und die Musikplage nicht unter Kontrolle bekämen, würde ich ausziehen müssen und das mache mich wütend!

Die Musik dröhnte weiter. Drei Nächte nacheinander hatte ich die Polizei angerufen, aber nach kurzer Pause fing der Lärm wieder an. Ich kann bei meiner kleinen Rente weder Pingpong spielen noch ausschlafen.

Abschied und Flug lagen mir im Magen. Am Abend meines letzten Tages lud ich Pit und seine Familie zum Abschiedsessen ein.

Nach inniger Umarmung verschwanden zuerst meine neue Tochter mit ihren zwei Kindern und Partner, und bald verschwand auch Pit mit Jimmy.

An diesem letzten Abend, allein in meiner Wohnung, kam ich mir verloren vor und fragte mich, warum ich nach Indien fliegen wollte! Aber in mir gewann eine beruhigende

Überzeugung die Oberhand. Es war, als ob mein Lebensplan mir zusprach: »Das ist noch auf deinem Weg, denn in Indien wirst du weitere Phantome loswerden.« Ich brauchte meinen ganzen Mut, um nicht alles abzublasen und zu Pit und Jimmy zu rasen.

Was musste ich mir, trotz der schönen Beziehung, jetzt noch beweisen? Dass ich mich und meine Freude am Reisen nicht aufgeben musste, nur weil Pit am liebsten in der Schweiz reiste? Ich glaubte eher, es ging um die Angst, Pit und seine Liebe zu verlieren, wenn ich den üblichen Erwartungen der Gesellschaft »nicht gehorchte«. Und da war auch die Angst vor Beziehungen und den strafenden Katastrophen, die jedes Mal gefolgt waren, wenn ich etwas Eigenes tun wollte.

Früh um sechs stand ich auf. Ein Taxi brachte mich zum Bahnhof, wo ich den Pingpongbrief noch einwarf. Freunde wünschten mir per SMS und E-Mail eine gute Reise.

Der Flug war ruhig und dauerte knapp acht Stunden. Neben mir hatte ich zwei freie Sitze und konnte daher auch liegen. In Delhi wartete der organisierte indische Guide Raj und begrüßte mich freundlich mit meinem Namen auf einem Schild. Er führte mich zu einem Fahrer, der uns sicher durch den dichten, hupenden Verkehr der unglaublichsten Vehikel, Kühe, Hunde, Ziegen und unzähligen Menschen zum Hotel fuhr. Dort erhielt ich einen kühlen, viel zu süßen Drink zum Empfang, bezog mein Zimmer im achtzehnten Stock, verteilte die in Indien üblichen Trinkgelder und stellte, bevor ich mich auf das Doppelbett warf, die Klimaanlage ab. Die Zeitverschiebung war dreieinhalb Stunden, in Delhi war es also kurz vor fünf Uhr in der Früh.

Nach einem Breakfast mit Bacon and Eggs überlegte ich, ob ich durch Delhi bummeln sollte, aber es war, als ob eine innere Stimme mir sagte: »Beginne deine stille Zeit jetzt schon, vor dem Kloster.« Ich hatte in der kommenden Nacht noch einen zwölfstündigen Nachtzug und eine dreistündige Autofahrt zu überstehen.

Kurz vor sechs Uhr am Abend, bevor mich mein Guide und der Fahrer für die Fahrt zum Bahnhof abholen sollten, erschreckte mich ein lauter Knall. »Bloß der Beginn eines Gewitters«, dachte ich, als der Guide an meine Tür klopfte. Er musste einen neuen Fahrer suchen, denn aufgrund von Bombenanschlägen steckte der unsrige im Verkehrschaos fest. Eine der Bomben war auf dem größten asiatischen Markt explodiert, ganz in der Nähe meines Hotels. Erst später erfuhr ich, dass dabei zahlreiche Menschen in den Tod gerissen wurden.

Nach einer total verrückten Fahrt wollte mich auf dem Bahnsteig völlige Panik ergreifen. Überall lagen Menschen auf dem Steinboden. Blinde und Verkrüppelte lagen, kauerten oder standen zwischen hinkenden Hunden herum. Zu ohrenbetäubendem Trompetengetöse riefen Stimmen auf Hindi und Englisch die Zugzeiten aus. Mein Guide war verschwunden. Der Zug hatte Verspätung, und wie ich da auf einer Bank hockte, kam mir ein Witz von Osho (Altersname von Bhagwan Shree Rajneesh) in den Sinn: Er sei eines Tages auf einem Bahnsteig so verblüfft gewesen, weil ein Zug zum ersten Mal in seinem Leben genau zu der richtigen Zeit eingetroffen war, dass er zum Lokomotivführer eilte und ihm zu seiner Pünktlichkeit gratulierte. »Was heißt pünktlich«, lachte der, »ich wurde aufgehalten und bin jetzt genau vierundzwanzig Stunden zu spät!« Osho antwortete: »Ich gratuliere dir trotzdem, denn du bist genau pünktlich zur rechten Zeit zu spät!«

Mein Zug, an dessen kleinen glaslosen Fenstern Gitterstäbe, wie an einem Gefängnis angebracht waren, schlich heran. Bis er aufgeschlossen wurde, wuchs mein Staunen darüber, wie die Menschen ohne jeglichen Komfort, ohne Haus, Zimmer, Bett, Badezimmer, Kleider, Küche und regelmäßigem Essen (von Einkommen ganz zu schweigen) hier lebten. Ich schaute auf Familien, die mit ihren Kindern in schäbigen Tüchern eingewickelt, dicht zusammenlagen und auf dem Steinboden schliefen. Meine Ängste wichen. *So zu leben war also auch möglich.* Und überall zwischen diesen Menschen streunten, schliefen oder kratzten sich die erbärmlichsten Tiere und draußen fraßen abgemergelte Kühe alte Kartons, Kisten, Abfall und leider auch Plastik, an dem sie, wie man mir sagte, elendiglich zugrunde gehen – die heiligen Kühe der Städte Indiens.

Raj tauchte auf und brachte mich in mein Abteil. Eine falsche Vorstellung hatte ich auch von wegen erste Klasse und eigenes Abteil zum Schlafen. In so einem Abteil zu viert werden Frauen und Männer gemischt. So hatte ich das Vergnügen mit drei jungen, lärmenden, wenn auch charmanten Indern im engen Abteil zu schlafen. Obwohl sie höflich und hilfsbereit waren, mir Tee anboten und lustige Geschichten erzählten, knipsten sie das Licht die ganze Nacht an und aus und hörten keine Minute lang zu schwatzen auf. Wir lagen auf unseren Pritschen mit erstaunlich sauberen Leintüchern, Wolldecken und Kissen, aber an Schlaf war nicht zu denken.

Um halb sieben Uhr in der Früh kam ich in Pathankot an und wurde dieses Mal direkt von einem Fahrer mit meinem Namen auf einem Schild abgeholt. Drei Stunden fuhr er über solch holprige Straßen, dass ich ihn bat, vorne sitzen zu dürfen, da mir hinten beinahe schlecht wurde. In Norbulingka lud er mich »bei der Brücke vor den Reisfeldern« aus und half mir, mein Ziel, das buddhistische Frauenkloster »Thösamling«, telefonisch zu erreichen. Eine Frauenstimme sagte, ich würde gleich abgeholt. Kathrin aus Australien, die Tierärztin war, holte mich ab. Die Schönheit, die sich mir, umrahmt von dem umliegenden Himalaja-Gebirge, bot, war eine Erlösung nach all den Strapazen.

Das buddhistische Frauenkloster

Im Kloster wurde ich von fröhlichen, buddhistischen Nonnen aller Altersstufen und aus den verschiedensten Ländern herzlich begrüßt. Sie trugen die roten und gelben Roben wie der Dalai Lama. Nachdem ich zu meinem eigenen Zimmer mit Dusche geführt wurde, gab es ein vegetarisches Mittagessen, das an einem Tisch unter Lachen und Plaudern oder am Schweigetisch in Stille eingenommen wurde.

Trotz des wenigen Schlafs seit meiner Abreise konnte ich im Kloster die ersten drei Nächte nicht gut schlafen und blieb am Morgen liegen, bis ich um halb zwölf zum Mittagessen in den Speisesaal ging.

Rund um mich war tiefe Stille, die nur ab und zu vom Gebell der drei geretteten glücklichen Hunde des Klosters gestört wurde. Und die »Zillen girpten« wie damals in Neuseeland. Zuerst glaubte ich, die Müdigkeit meiner ganzen Lebenszeit hole mich ein. Die ersten drei Tage gab ich dem nach und zwang mich zu nichts. Vom Tempel her hörte ich die Nonnen chanten*. Erst später gesellte ich mich, um halb sechs in der Früh, dazu.

Bald lernte ich Nonnen sowie Laienfrauen aus Australien, Neuseeland und aus der ganzen Welt kennen. Frauen sowie Männer von außerhalb können hier Buddhismus sowie die tibetische Sprache lernen. Geeshe-la, ein hoher tibetischer Meister, unterrichtete im Kloster. Jedes Mal, wenn er in oder aus dem Esssaal oder Tempel ging, standen wir alle auf und verbeugten uns respektvoll.

Meine junge Kontaktfrau, Gabi aus Österreich, war von Anfang an rührend um mich besorgt. Dapel, eine zartgliedrige Schweizer Nonne strahlte mit großen blauen Augen, und die Augen von vielen jungen wie alten Nonnen leuchteten auch auf eine besondere Art. Bei den geschorenen Köpfen dieser Nonnen scheinen die Augen besonders stark zu wirken, aber eigentlich ist es ihre Liebenswürdigkeit, die leuchtet.

Die leitende Nonne war, als ich im Kloster ankam, in Delhi, Ani Tenzin Sangmo ist ihr Name. Dank ihr, ihrer Vision und einem edlen Sponsor war das Kloster Thösamling zustande gekommen. Sangmo ist eine Frau, die eine ungeheuer fröhliche Stimmung verbreitete. Ich staunte darüber, wie unbefangen, natürlich und frei sich die Nonnen bewegten.

* Chanting, das Singen von Mantras als religiöse Praxis.

Am vierten Tag nahmen Gabi und andere Nonnen mich mit nach Dharamsala. Ich war froh, als wir die Autofahrt heil überstanden, besonders nach einigen Bemerkungen wie: »Dort ist vor einem Jahr ein Bus heruntergefallen. Alle waren tot. Und dort haben sie jetzt die Mauer gebaut, da ein zweiter Bus herunterfiel und wieder alle umkamen! Nach dem Monsunregen sind die Straßen völlig kaputt.«

In McLeod Ganj ließen wir Passfotos machen und registrierten uns für das Teaching vom Dalai Lama. Mit dem Ausweis begaben wir uns in den Tempel seiner Heiligkeit und legten Kartons mit unseren Namen auf den Boden, wo wir sitzen würden. Die Aufregung war prickelnd. Ich suchte eine Säule, um den Rücken anzulehnen, aber als ich daran dachte, diese holperige Fahrt zehn Tage lang jeden Morgen um halb fünf über diese Straßen zu fahren, legte sich meine Begeisterung ein wenig. Gabi empfahl mir, für diese zehn Tage der Teachingtime ein Zimmer in der Nähe des Tempels zu suchen. An diesem Ort ist für Schweizer Verhältnisse nichts teuer, und ich hatte das Glück, das letzte Zimmer in einem Hotel zu finden.

SMS an Pit: »Ich komme mir vor, wie die Frau zu Jesu Zeiten, die zu diesem guten Menschen eilte, als Er noch auf Erden wandelte. Weißt du, ich meine die Frau, die seinen Saum berührte! Genauso komme ich mir hier jetzt vor! Ich denke an dich, mein geliebter Mann. Auch du bist so ein guter, weiser Mann. Ich freue mich sehr auf dich! Ich freue mich auch sehr auf Jimmy, und ich danke dir, dass du nach ihm schaust. Ich bin froh, den Mut zu diesem Abenteuer gefunden zu haben, und es ist schön, dass du sagtest, du seiest stolz auf mich, da ich das mache! Dicker Kuss, I.«

Es ist unglaublich, wie sicher ich mich jetzt in Indien fühlte! Ich wusste sogar, wie man Rupien mit der Masterkarte herauslässt, ohne dass die Karte verschwindet!

Zwei Hunde konnte ich retten. Ich saß in einem Teehaus, als ich lautes Hundegeschrei hörte. Ich machte mich auf die Suche und fand einen jungen, dünnen angebundenen Hund, der versuchte zu kacken und beim Drücken jedes Mal schrie wie am Spieß! Das schien niemanden zu kümmern! Ich rannte zurück in das tibetische Teehaus und bat um warme Milch und drei Stücke Butter. Als niemand sich rührte, sagte ich: »Der Dalai Lama, euer Oberhaupt, sagt, man müsse jedem fühlenden Lebewesen helfen, glücklich zu sein! Ich brauche jetzt eine Schüssel mit warmer Milch und drei Stück Butter.« Das wirkte, und ich brachte dem Hund die Milch und gab ihm die Butter. Er schrie noch dreimal laut und zweimal leise und konnte dann »aufs Klo«!

Beim zweiten Hund war es eine überfahrene Pfote, und dank derselben Worte erhielt ich auch für diesen Hund ein Gefäß für Wasser. Ich brachte ihm gebratenes Huhn, für das er zu zittern aufhörte und kurz mit dem Schwanz wedelte.

Hauptbotschaft von seiner Heiligkeit dem Dalai Lama

Dicht gedrängt hockten Tausende von Menschen auf verschiedenen Ebenen um den Teil des Tempels herum, wo der Dalai Lama saß und redete. Man sah und hörte ihn gut. Für die, die weiter weg saßen, waren Leinwände bereitgestellt.

Durch die Menge bewegten sich Männer mit riesigen Teekesseln, Tassen und Fladenbroten und bedienten uns. Der Tee schien wie das Brot und der Fisch bei Christus nie auszugehen.

Am ersten Tag sprach der Dalai Lama hauptsächlich über die Wichtigkeit der Mutter. Man solle ihr für jede Geste dankbar sein. Man solle ihr alles auf mannigfaltige Art, durch Liebe, Liebenswürdigkeit, Hilfe, Geld und Geschenke hundertfach zurückzahlen. Er redete von den Berührungen, dem Lächeln, dem Geben von Muttermilch, von der Zuwendung und von jeglicher Hilfe und Schutz der Mütter. Er betonte die Fürsorglichkeit beim Windelnwechseln, beim Füttern, beim Gehenlernen, also bei allem, was dem Kind geholfen hatte, lebensfähig und stark zu werden. Vor allem verdanke man der Mutter das Leben. Weder die neun Monate noch die Geburt seien einfach zu ertragen und auch dafür solle man ihr danken!

Danach sprach er über sein generelles Thema: die Liebe und das Mitgefühl. Immer wieder betonte er, dass ein jedes Lebewesen glücklich sein will, und dass wir darum alle, für dieses Glücklichsein voreinander, verantwortlich sind.

Mit seinem herrlichen Lachen sagte er mit steigender Stimme: »Sogar eine Ameise krabbelt von der Gefahr weg, weil auch sie möglichst glücklich leben will! Also müssen wir jedem fühlenden Lebewesen, so wie uns selber, helfen, glücklich leben zu können. Nichts dürfen wir töten. *Es ist nicht lebenswert, lieblos zu leben, und jedes Lebewesen hat ein Recht auf ein glückliches Leben.*«

Immer wieder lachte er ansteckend und wir alle lachten mit ihm. Auf dem Boden sitzend, versuchte ich die Emotionen, die in mir in Bezug auf Mutterliebe in Bewegung geraten waren, zu ignorieren, aber als angesagt wurde, dass wir Fragen stellen durften, überlegte ich mir, wie ich es am besten anstellte.

Der Dalai Lama erhob sich und ging langsam an den Tausenden von Tibetern, Nonnen, Mönchen und Besuchern aus aller Welt vorbei. Ich nahm meinen weißen Schal, mit dem man ihn verbeugend begrüßt, und lief nach vorne an die Rampe. »Your Holiness«, sagte ich. Er drehte sich zu mir um. »Ich bringe Ihnen Grüße aus der Schweiz! Ich bin gekommen, um Ihnen zu danken für das, was Sie tun.« Er kam auf mich zu, lächelte mich an, berührte meinen weißen Schal und sagte: »From Switzerland? Ah yes, nice! Very nice!«

Alle vom Kloster freuten sich mit mir, weil er meinen Schal gesegnet hatte. Am nächsten Tag ging ich früh in den Tempel, suchte den Übersetzer und gab ihm ein Blatt mit meiner Frage. Nur zwei Fragen stellte er dem Dalai Lama, und die zweite war die meine: »Ich möchte im Namen derer, die weder Mutterliebe, Muttermilch noch Mutterzuwendung hatten, sondern abgelehnt und von den Eltern sogar sexuell missbraucht wurden, fragen, ob Sie einverstanden sind, dass, wenn ich versuche zu heilen, ich solche Eltern durch Liebe und Mitgefühl zu verstehen suchen sollte, statt sie zu verurteilen.«

Nie werde ich vergessen, wie konzentriert er dem Übersetzer zuhörte, dann hochschaute und überzeugt sagte: »Certainly! (Ganz sicher!) Ganz sicher ist, dass, wenn Menschen so etwas Bösartiges tun, sie sehr verarmte Menschen sind. Und neben der Tatsache, dass sie Mitgefühl benötigen, dürfen wir nie vergessen, dass wir nicht wissen, was für Rollen wir füreinander in unseren vorherigen Leben inne hatten. Alles im Universum ist eine Folge von ›Ursache und Wirkung‹. Ein Mensch, der keine Mutterliebe und auch sonst wenig Liebe, Berührung und Zuneigung erlebt hat, hat es sehr schwer, Liebe zu entwickeln, Liebe anzunehmen und Liebe zu geben.«

Was mich zusätzlich durch seine Lehre tief berührte, war die Einsicht, wie wertvoll es ist, ein Menschenleben erhalten zu haben. Es brauchte Abermillionen Jahre, um mich und alles um mich herum hervorzubringen!

Seit ich begriffen habe, was das für eine Verantwortung in sich birgt, hat mein Leben und jede Absicht und Handlung eine neue Bedeutung erhalten. Ich begriff, warum die Nonnen im Kloster lebten. Sie wollten ein Leben der Verantwortung anstreben und Sorge tragen um jeden Gedanken, um jede Tat und um jede ihrer Einstellungen!

In Texten, die ich im Kloster las, fand ich auch immer wieder das Wort »miserliness« (Geiz). Wenn jegliche Absicht (und Absicht war in allem das Schlüsselwort) nicht des reinen Herzens entstammte, so war sie wertlos. Jeder Rappen sollte darum nicht als Geld angesehen werden, sondern als verwandelte Herzensenergie und Güte. Im tibetischen Kinderdorf steht über der Schule geschrieben: »Komm, um zu lernen und geh, um zu dienen.«

In Indien habe ich gelernt und begriffen: Wenn mir jemand etwas Unrechtes antut und ich mit meiner Reaktion oder Aktion in der Liebe und im Mitgefühl bleiben kann, diene ich einem höheren Prinzip, das mich, wenn ich nicht nach Rache oder Vergeltung trachte, innerlich anreichert.

In Dharamsala traf ich eine junge Frau, die mir erzählte, dass sie ihre letzte Beziehung abgebrochen habe, als ihr Freund ihr zu Weihnachten einen Abfalleimer geschenkt habe. Ich langte in meine Tasche, nahm einen kleinen Bürstenkamm heraus und sagte: »Vor Jahren schenkte mir mein Mann Sam diese Kammbürste zu Weihnachten. Ich war traurig und enttäuscht, bis ich viel später erkennen konnte, was er mir in meinem Leben alles gegeben hatte!

Ich wusste plötzlich: Wegen meiner Einstellung zu meiner Vergangenheit und dem Einfluss, die diese Einstellung auf mein *Jetzt* ausübte, musste ich noch einmal nach Indien gehen!

Ob mich meine Kinder und Enkel lieben oder nicht, ist inzwischen unwichtig für mich. Ich habe *meine* Schmerzthemen, um daran weiterzuarbeiten, und sie haben die ihren.

Hier meine wichtigsten Erfahrungen aus Indien:

1. Am wichtigsten für die Ewigkeit eines jeden von uns ist die eigene Liebesenergie, und sie sollte immer wieder weiterfließen, auch wenn sie gestört wird.
2. Wenn wir Menschen sterben, geht nichts verloren, denn, wie bei einem Holzscheit im Feuer, der sich in Asche und Wärme (Energie) verwandelt, werden auch wir uns verwandeln.
3. Unser *Selbst* hat weder Anfang noch Ende.
4. Unser »Ich-bin-Bewusstsein« ist unendlich, und wie wir uns in diesem *Ich-bin* fühlen, ist die eigene Wahl und Verantwortung, und darum ist es wichtig, in der Liebesenergie zu bleiben.

5. Nur die falsche Wichtigkeit unseres »Ich- Egos« müssen wir überwinden, um mehr im Herzen anzukommen.
6. An der Einmaligkeit von jedem von uns auf Erden dürfen wir uns erfreuen, aber das, was wir in uns anreichern und was aus uns strahlt, zeigt, ob wir ein »echtes« Selbst oder ein »falsches« Selbst entwickeln konnten.
7. Eigentlich sollten wir sagen: »Ich bin das Bewusstsein in dieser Form, die sich in diesem Leben manifestiert hat.«

Als ich mir langsam darüber klar wurde, kam ich mit dem, was in mir »Ich bin« heißt, neu in Verbindung. Danach kam vermehrtes Bewusst*sein* und eine andere Qualität des *Erwachsen*werdens!

Der Satz von Jesus: »*Ich bin* der Weg, die Wahrheit und das Leben und keiner kommt zum Vater (Paradies) als durch *mich*« sagt mir: »Nur durch *mich* (die ich ein Teil vom Göttlichen bin) komme ich durch *mich* (durch mein Herz und meine Seele, in der Gott in mir wohnt) in das Paradies.«

Und wenn Jahweh gefragt wird, wie er heißt, sagt »Er-Sie-Es«: »Ich bin der ich bin.« Und da wir alle nach seinem Ebenbild geschaffen sind, sind wir alle ein *kleines »Ich bin« im großen »Ich bin«*, da dieses große »Ich bin« in jedem von uns Kleinen lebt!

Den größten Eindruck in Indien machte mir die Erklärung zweier Mönche über das Meditieren. Sie sagten, dass, wenn der Mensch seine Zufriedenheit in *sich* findet, er die Erde nicht plündern muss, indem er immer mehr materielle Dinge von *außen* haben will! Alles »von außen« ist verarmende Ablenkung, und alles von innen bringt uns zum echten Reichtum.

Vom Kloster nahm ich nach meiner Zeit dort noch einmal den Nachtzug zurück nach Delhi. Dieses Mal schnarchten zwei alte Männer im Abteil ganz fürchterlich und ununterbrochen. An die Zustände auf den Bahnhöfen hatte ich mich inzwischen etwas gewöhnt.

Von Delhi flog ich zu meinen Freunden, die mich nach zehn Jahren in ihr Haus in Jodhpur (der blauen City) eingeladen hatten. In Rajasthan war alles fünfmal so teuer als in Nordindien. Hier regierte das Geld und nicht mehr wie im Kloster und Dharmasala das Herz.

Die schönste Zeit verbrachte ich im alten Heritage Palast »Chandelao Garh«. Es ist der alte Palast am Rande der Wüste, vor dem ich auf meiner ersten Reise nach Indien überwältigt vor Schönheit weinen musste. Dort stimmte das Wiedersehen und die Einladung wieder vom Herzen her. Gäste können dort wohnen, und ich kann diesen Ort sowie das Kloster-Institut Thösamling wärmstens für stille Zeiten und Regenerierung empfehlen.

Ich merkte in Indien, wie ich erst mit zweiundsiebzig Jahren anders auf Leute zugehen konnte. Früher war ich ein bedürftiges Kind, das in fremden Häusern und fremden Familien, durch grenzenlose Nähe und Anbiederung, unbedingt auch dazugehören wollte! Es war total verrückt! Immer hatte ich mich durch den Vergleich mit anderen Familien wie eine »Absaufende« gefühlt, die sich an jeden, um nicht unterzugehen, anklammern musste. Das war ein grausiges Gefühl gewesen, das blinde, kontrollierende und auch manipulierende Zwänge in mir ausgelöst hatte, hervorgerufen durch den ewigen Täter-Opfer-Täter-Tanz.

Geeshe-la, der Meister und Lehrer in Thösamling, sagte während einer Unterredung mit seinem unendlich lieben Lächeln: »Nicht jeder muss Sie lieben.« Aber als ich in Indien einmal glaubte, Pit sei ein wenig kühl in seiner SMS, fragte ich ihn, ob er mich noch lieb habe! Er und seine Tochter schrieben sofort zurück: »Sei gewiss: DU WIRST VON UNS ALLEN GELIEBT! Hab keine Angst!«

Wäre ich aufgrund meiner Reiseängste in meiner Basler Wohnung geblieben, so hätte ich all das, was ich in Indien auf allen Ebenen erlebt habe, nie erlebt! Ich erlebe ja nur das, wozu ich den Mut habe, »mich etwas erleben zu lassen«. Einige Runzeln habe ich zwar von all den Strapazen bekommen, aber auf jede einzelne bin ich stolz, denn sie zeigen erlebtes, gewagtes, spannendes, erfülltes und Horizont erweiterndes Leben!

Heimkommen

Bereichert reiste ich zurück und freute mich auf Pit und Jimmy und auf meine ganze neue Familie! Schon am Flugplatz erhielt ich von Pits Tochter in aller Herrgottsfrühe eine warmherzige SMS.

Mit einer Rose erwartete Pit mich am Bahnhof in Basel, und heulend vor Freude lagen wir uns wieder in den Armen! Nach einem Monat der Trennung, der Angst wegen der Bombenanschläge und nach unzählbaren SMS. Innig umschlungen gingen wir, so gut das mit dem Gepäcktrolley ging, zum Taxi. Wir schauten uns lachend durch Tränen an. »Dass es so ein Glück gibt«, sagte Pit immer wieder.

Vor seiner Wohnung wartete ich. Pit öffnete vorsichtig die Tür und Jimmy raste heraus. Er winselte und jaulte und zeigte mir seine Freude durch Tonarten und anschmiegende Purzelbäume vor lauter Begeisterung. Er hörte nicht auf, und so saßen wir alle drei lange auf dem Boden im Flur vor der Wohnungstür.

Pit hatte den Tisch schon gedeckt. Bald tranken wir unseren speziellen Darjeeling Tee zu einer Scheibe Schwarzbrot mit Himbeerkonfitüre aus seinem Garten. Jimmy lag in meinen Armen, schaute glücklich zu mir hoch und wedelte mit seinem Schwanz.

Ich dachte an die Hunderttausende von leidenden Hunden, Kühen, Kindern und Menschen in Indien und an die genügsamen, nächstenliebenden Nonnen aus aller Welt im buddhistischen Kloster.

»Dass es solche Freude gibt! Wie bin ich froh, dass du wieder hier bist, mein Schatz«, sagte Pit immer wieder. Alle meine alten Beziehungsängste hatte ich irgendwo in Indien zurückgelassen. Und wie ich zuhörte, was Pit alles aus seinem Alltag, vom Singen im Chor, vom Konfitüren einmachen, von seinem Garten und dem Gemüse darin und vom Wandern und Jassen mit seinen alten Kollegen zu erzählen hatte, begriff ich: Die sogenannte »Spiritualität« hatte ich lange Zeit auf viele Arten und viel zu hochtrabend gesucht! Jetzt begriff ich, dass sie im gewöhnlichen Alltag, in allem und überall vorhanden ist. Sie ist in jedem einfachen Wort, jeder Geste und jeder Tat um mich. Jetzt konnte ich das erkennen, wir umarmten uns lachend immer wieder. Mir kam ein Buch von Jeremias Gotthelf in den Sinn, in dem eine Großmutter für ihr Enkelkind sorgte und ihr ganzes Leben lang nur ein kleines Stück Erde mit Flax bepflanzte. Das schönste Ereignis im Jahr war für diese alte Frau der Besuch und die Tasse Kaffee bei der Landbäuerin. Und als sich die Ruhe, Beständigkeit und einfache Dankbarkeit beim Lesen in mir niedergeschlagen hatte, verstand ich: So ein Mensch kann »gleich weit« kommen wie der Studierteste, und so eine »Tasse Kaffee« kann dem einen Menschen mehr Glücksgefühl bringen als Gold und Diamanten einem Reichen.

Als ich nach diesem ersten Wochenende bei Pit mit Jimmy wieder in meine Wohnung zurückkehrte, wurde mir mitgeteilt, dass der Pingpongtisch von nebenan an seinem Ort bleiben würde und dass, unter Einhaltung der Mittagsruhe, jeden Tag von zwei bis sechs Uhr gespielt werden dürfe.

In den ersten vier Nächten hörte ich dauernd laute Diskomusik aus den neuaufgekauften Häusern für Obdachlose.

Als ich später meine Mails durchsuchte, fand ich diesen Brief vom Sekretariat seiner Heiligkeit, dem Dalai Lama, und weinte und lachte leise in den weißen Schal vom ihm.

»Liebe Iris,

Danke für Ihren Brief von neulich an Seine Heiligkeit adressiert, und danke für Ihr Buch Ich weinte nicht als Vater starb. *Seine Heiligkeit schätzt Ihre lieben Worte. Wie Sie wissen, war Seine Heiligkeit sehr beschäftigt in den letzten Wochen und länger wegen seinen »Teachings« im September. Und wir lesen aus Ihrem Brief, dass Sie an den »Teachings« teilgenommen haben. Darum war es schwer, Audienzen zu organisieren.*

Aber es besteht ein Plan, dass Seine Heiligkeit das Kloster-Institut Thösamling in den nächsten Wochen besuchen wird, und sollte das gelingen, würden Sie die Gelegenheit haben, Seine Heiligkeit zu sehen und mit ihm zu sprechen. Heute Morgen traf ich Ani Tenzin Sangmo, um diesen Besuch zu besprechen.

Mit den besten Wünschen,
Chhime R. Chhoekyapa Secretary

Was sollte ich nun tun? Ich konnte doch nicht noch mal nach Indien fliegen und per Nachtzug und Auto die Reise ins Kloster unternehmen! Ich sprach mit Pit, der sagte: »Tu einfach, was du für dich richtig hältst.« Ich blieb in Basel.

Achte gut auf diesen Tag

Achte gut auf diesen Tag, denn er ist das Leben –
das Leben allen Lebens.
In seinem kurzen Ablauf liegt alle Wirklichkeit und Wahrheit des Daseins,
die Wonne des Wachsens, die Herrlichkeit der Kraft.
Denn das Gestern ist nichts als ein Traum
und das Morgen nur eine Vision.
Das Heute jedoch - recht gelebt -
macht jedes Gestern zu einem Traum voller Glück
und das Morgen zu einer Vision voller Hoffnung.
Darum achte gut auf diesen Tag.

(aus dem Sanskrit)

Pas de deux

Sagte nicht jemand, der Buddha hieß, vor vielen hundert Jahren etwas Ähnliches wie:

»Verständnis ist eine andere Form von Liebe.
Ignoranz ist das Gegenteil von Weisheit.

Ignoranz ist die einzige Sünde auf Erden, die man nicht nur dem anderen, sondern auch sich selbst antut!«

Das Wort »Therapeut« kommt vom griechischen Wort »Therapeuon« und das heißt »Begleiter.« Jung sagte: »Wenn du zum Menschen gehst, vergiss alle Theorie.« In meiner Küche hängt der Spruch: »Der Mensch ist des Menschen Medizin.« Und unser aller Thema ist es, Ablehnung zu überwinden.

Jetzt

Es jubelte eine solch unbändige Freude in mir, dass ich mich fragte, wie viel ein Herz davon ertragen konnte.

Ich stand mitten auf dem Trottoir vor dem Schuhhaus, gegenüber dem vertrauten Basler Rathaus. Die Schuhverkäuferinnen zogen lärmend die Schuhständer vor den Laden, und ich wusste: Das ist Wirklichkeit!

Jede Zelle in mir und alles, was »mich« ausmachte, schien frohlockend zu klatschen, falls man das von Zellen und Innereien sagen kann. Die Freude trieb mir Tränen in die Augen, und ich trat vor das Schaufenster meiner liebsten Konditorei, bevor ich die Treppen zu diesem alten Tearoom hochstieg. Lachend tat ich das, und wer mich hörte, musste sich fragen, ob ich noch alle Tassen im Schrank hatte. Aber mir war etwas in den Sinn gekommen: Einmal, als ich nach unserer Auswanderung hier in Basel meine Mutter und Tochter besuchte, war ich, voll der Freude, wieder kurz hier zu sein, durch die Freie Straße zum Rathaus hinuntergebummelt. Deutsche Touristen hatten mich nach dem Namen »dieser altbekannten Konditorei am Marktplatz« gefragt. Auf Schweizerdeutsch heißt diese Konditorei »Schiesser«, so wie man das Wort »Schießen« auf Hochdeutsch ausspricht. Und da ich den Touristen in meiner Stadt besonders *gut* Auskunft geben wollte, sagte ich auf Hochdeutsch: »Ach, Sie meinen sicher den Scheißer!« Blutrot musste ich im Gesicht geworden sein, als ich mich korrigierte: »Entschuldigen Sie! Es heißt ›Schiesser‹. Ich wollte aus Schweizerdeutsch Hochdeutsch machen und bin verkommen!«

»Ja, Sie sehen *sehr* verkommen aus«, hatte ein Herr aus der Gruppe geantwortet, als wir alle lachten.

Als ich mit dieser Erinnerung lachend oben an der Treppe angekommen war, setzte ich mich an einen Fenstertisch und bestellte eine Kanne schwarzen Tee. Auf den Markplatz hinunterschauend, empfand ich ein ähnliches Glücksgefühl wie damals auf dem Rücken meines Pferdes in der Natur von Neuseeland. Ich erinnerte mich an den Moment, als ich mir gesagt hatte: »Ich werde diesen Moment fest in meinem Bewusstsein bewahren, denn dieses Pferd werde ich einmal loslassen müssen.« Wie kostbare Lebensperlen erscheinen mir solche Momente im Leben, und heute wollte ich eine Neue dazureihen, denn ich würde auch nicht ewig leben und alles Liebenswerte auf Erden, so wie mein Pferd einst, loslassen müssen. Aus meiner Handtasche nahm ich mein Heft.

Erst heute kann ich mich über meine Freude wirklich freuen! Bislang war sie meistens unecht gewesen. Ich musste, solange ich zurückdenken kann, künstlich einen Dauerpegel an lächelnder Freude erzeugen, um nicht in eine tiefe Trauer zu fallen. Erst jetzt, nach langer Bewusstseinsarbeit, ist meine Situation umgekehrt. Meine Lebensfreude wird von dem Floß der unterschwelligen Trauer getragen. Diese Trauer kenne ich jetzt und kann sie als zu mir gehörend annehmen. So schwimmen mein Freudenfloß sowie mein Trauerfloß unerschrocken zusammen auf dem Grund meiner Seele.

Das tönt geschwollen, dachte ich! Aber es ist so! Sie tragen einander abwechslungsweise und lassen mich meine Gefühle annehmen, wie sie sich gerade präsentieren. Denn jetzt kann ich sie, und darum auch mich, spüren!

Ich setzte einen Punkt. Das Heft zuklappend atmete ich befriedigt durch, bezahlte und stieg beschwingt die Treppe hinunter. Es zog mich zu dem mächtigen Weihnachtsbaum mit den bunten Riesenkugeln im Hof des roten Rathauses, und ich wusste, dass mir die Weihnachtszeit nie mehr Angst machen würde, ob alleine oder nicht! Weihnachten war jetzt auch zu meinem Fest geworden: Das Fest meiner Auferstehung!

Großzügig legte ich Geld in den Hut der drei russischen Musikanten, nachdem ich dem Klang ihrer Bässe, die das alte Gewölbe erfüllten, gelauscht hatte.

Während ich anschließend die älteste Gasse, das Imbergässlein, hochstieg, den Nadelberg entlangschlenderte, zur Gämse auf dem Brunnen des Gämsbergs hochschaute und über den Spalenberg wieder auf dem Markplatz landete, musste ich erneut kichern. Es schien mir ganz unglaublich, jetzt einfach »das zu sein«, was ich schon immer geglaubt hatte »zu sein«.

Ich summte die russische Melodie. Die Schaufenster der Warenhäuser leuchteten mit kunstvollen Dekorationen, und beschwingt eilte ich über die Mittlere Brücke, unter der ein ellenlanges Frachtschiff aus Holland vorbeiglitt! Ich war übermütig! Möwen und Raben kreischten, führten tolle Flugakrobatik auf, um sich um einen Apfel heftig zu streiten. Einem der Vögel fehlte eines der zerbrechlichen Beine, und das Mitleid drohte mich zu überwältigen.

Ich wollte dieses Gefühl über jede leidende Kreatur auf Erden nicht, denn noch kurz zuvor hatte sich in mir eine solche Zufriedenheit ausgebreitet, dass sie mich an den Weiher im Wald der »Langen Erlen« mahnte. Dort lief ich jeden Morgen mit Jimmy, und seine Lebensfreude steckte mich an, wenn er mir mit fliegenden Ohren und trommelnden Pfoten entgegengaloppierte und danach auf Dackelart Mauselöcher buddelte! Er schien mir oft zuzulachen.

Mit diesen gemischten Gedanken kam ich von der Großbaselseite am Ufer des Kleinbasels an, als eine Frau – oder war es ein Mann? – vor mir an einer Bushaltestelle stand. Die eher maskulinen Beine steckten in rosaroten Strümpfen. Das weiße, allzu sommerliche Kleid, zwar dezent in der Länge, zog sich eng über die Wölbung einer Brust, die durch einen winterlichen Pelzumhang etwas bedeckt wurde. Das Gesicht mit den männlichen Zügen war geschminkt und von schütterem Pagenschnitt umrahmt. Die schwarze Damenhandtasche hing am dünnen Arm, der zu frieren schien. War da auch, durch eine Laune der Natur oder Kindheitserlebnisse, eine Seele in einem Körper, der sich mit seiner sexuellen Identifikation nicht wohlfühlte? Laut dröhnte plötzlich der alte Satz, der mich früher am meisten verletzte, in meinem Kopf: »Niemand kann dich mögen, wenn sie dich kennen lernen«, und plötzlich verstand ich! Ich sah, wie gestört ich mich früher unter anderen Menschen, besonders wenn alle am Tisch, in einem Auto oder in Gruppen schwiegen, benommen hatte, weil in mir alles verängstigt und gestört war, oder gestört worden war. *Darum* identifizierte ich mich sofort mit diesem Transvestiten, mit dem beinlosen Vogel und mit jedem »Abnormen« oder opferartigen Menschen oder Tier! *Darum* das sentimentale Mitleiden, das mich zu oft so stark überrollt hatte und anderen auf die Nerven gegangen war! Meine Mutter hatte sich genauso benommen! *Und darum* glaubte ich, die Welt retten zu müssen! Ich *wollte mich* unter den »normalen Menschen« retten! Es war das projizierte Mitleid mit mir selbst, aber auch *der Wunsch nach Verständnis und Mitgefühl für mich!*

Endlich brauchte ich das alles nicht mehr.

Fröhliche Weihnachten

Es war wieder Weihnachten, und wir würden alle zusammen feiern!

Mitten durch das Herz von Basel geht diese wichtige Einkaufsstraße, die Freie Straße, welche die Basler liebevoll »d'Freieli« nennen.

Ich bummelte dieses Jahr am Arm meines Freundes, mit Jimmy an unserer Seite, gemächlich unter den hell erleuchteten Bögen der Weihnachtbeleuchtung. Unser Hund wackelte mit erhobener Rute und krummbeinigem Dackelgang neben uns her und hob ab und zu ein Bein, um lässig auf seine Weise zu verkünden: »Jimmy war hier. Jimmy war hier. Jimmy war hier.«

Mein Herz fühlte sich diese Weihnachten so frei wie der Name dieser Straße.

Nachdem ich so viele Jahre auf der anderen Seite der Welt gelebt hatte, dachte ich, wie gut das tut, wenn ein Mensch weiß, wohin er gehört. Ich wusste es lange nicht – now I belong to Basel and Basel belongs to me!

Bevor ich so weit weg gewesen war, hatte ich nicht gewusst, was für eine Patriotin ich bin. Erst in Neuseeland und Australien heulte ich jedes Mal, wenn ich eine Schweizer Fahne sah, eine Kuhglocke hörte oder sogar einen Jodler vernahm. Dann war es um mich geschehen. Einmal, als an einem Trommlerfest in Auckland ein »Basler Bebby« mit einem »Basler-Kübel« (Trommel) zu »russen« (trommeln) begann, schrie ich durch den ganzen Konzertsaal: »Bravo Basel! Bravo Basel«, und die Tränen flossen! Zugeben muss ich jetzt aber auch, dass ich, als ich mit Pit hier am »Basler Tatoo« war und eine Kiwiband auftrat, ich ebenso laut gebrüllt habe, und zwar den Maori-Gruß: »Hare Mai. Hare Mai!« Pit lachte, und Mutter, die mir mit ihrem erhobenen Zeigefinger erschien, schickte ich weg!

Pit muss der liebste und hilfreichste Allrounder-Mensch auf Erden sein! Seit wir uns kennen, kneifen wir uns und fragen immer wieder: »Gibt es so etwas Herrliches wirklich?« Mit Pit ist es, als ob ich nach holprigen Beziehungswegen plötzlich den Gipfel eines Berges erreicht habe, auf dem eine goldene Ebene sich ausbreitet und uns zum Glücklichsein einlädt. Es kommt mir mit ihm alles wie ein »Dessert« nach einer schweren Lebensmahlzeit vor.

Fröhlich geht es auch bei seinen Kindern zu! Für mich ist es wirklich kaum zu fassen, dass ich jetzt an Weihnachten und zu allen Familienfeiern eingeladen bin.

Vor einiger Zeit waren Pit und ich mit Christa und ihrem Mann auf einen Wohltätigkeitsball eingeladen und haben dort bis um drei in der Früh getanzt. Bevor wir gingen, kam ein Ehepaar an unseren Tisch, um uns zu sagen, dass sie sich den ganzen Abend an uns gefreut hätten und uns kennenlernen wollten: »Eure Verliebtheit und glückliche Ausstrahlung haben das ganze Palazzo Columbino Zelt aufgehellt!«

Am Tag darauf rief Xu an! Er sagte, er wolle mich mit Pit im März zu seiner Familie nach China einladen! Mein Billet, unsere Unterkunft und alles wolle er bezahlen, weil er seinen gutbezahlten Job dank mir bekommen habe. Wir waren total überrumpelt, aber auch erfreut!

Als wir später mit Jimmy zusammen am Rhein spazierten und die Reise besprachen, fing Jimmy plötzlich an zu lahmen. Er jaulte. Beim Tierarzt wurde festgestellt, dass Jimmy eine Diskushernie (Dackellähme) hatte und am nächsten Tag operiert werden musste. Ich durfte jeden Morgen anrufen. Soweit ging alles gut, aber er konnte seine Blase nicht entleeren, musste in der Klinik bleiben, bekam jeden Tag Physiotherapie, und die Kosten sowie meine Angst stiegen, bis uns der Arzt eröffnete, dass, falls Jimmy bis in zwei Tagen nicht selbstständig Urin lassen könnte, man ihn einschläfern müsse. Beide kämpften wir mit den Tränen, als wir unseren geschorenen und frisch operierten Dackel vorsichtig in den Garten trugen. Ich bin sicher, dass noch nie so viele Freudentränen wegen eines Hundepipis vergossen wurden!

Wegen der Unkosten hockte ich am Sonntag darauf deprimiert an meinem runden Frühstückstisch und überlegte meine finanzielle Situation. Die Operation, die Röntgenbilder, das MRI, die Arztbesuche und was nun an Pflege noch auf mich zukommen würde, ging gegen siebentausend Schweizer Franken! Als ich an diesem Sonntagmorgen in meiner Küche beim Teeschlürfen nachdachte und versuchte, wegen der zunehmenden Kosten nicht in Panik zu geraten, brummte mein Handy. »Wie geht es euch und Jimmy?«, fragten die neuen Bekannten vom Ball.

Gerührt las ich noch einmal die erste SMS-Botschaft, die ich seit dem Wohltätigkeitsball nie gelöscht hatte: »Guten Morgen, Olivia und Pit. (Gelber Smiley) Wir wünschen euch nur das Beste von Herzen! Eure Herzlichkeit, euer Glück haben uns an dem Ball aufgestellt. Es war herrlich, euch kennenzulernen. Wir hoffen, in eurem Alter auch noch so fröhlich zusammen zu tanzen! Liebe Grüße L. und G.«

Ich dachte an unsere spontanen Gespräche. Unsere weiteren SMS hatten sich um unsere Hunde gedreht. Das gab mir Mut, ihnen über den Zustand von Jimmy zu schreiben.

Ich fragte an, ob sie in ihren Kreisen jemanden kennen würden, der mein Appenzeller Himmelbett aus dem Jahr 1732 kaufen möchte.

Das Handy surrte: »Verkaufst du wegen der OP von Jimmy und den damit verbundenen Kosten?«

Ich bejahte. Telefon, G. sagte: »Es tönt, als ob dir das Bett viel bedeutet?«

Ich: »Ja schon. Aber im Alter muss man loslassen. Meine Töchter wollen es nicht.«

G.: »Wie viel möchtest du für das Bett?«

Ich sagte, das Bett sei für einen Liebhaber zwischen zehn- und fünfzehntausend Franken wert. Aber es sei nicht restauriert.

G. sagte, er wolle alles mit seiner Frau besprechen und würde zurückrufen.

Telefon: »Weißt du, meine Frau und ich finden, dass du das Himmelbett behalten solltest, aber wir schicken dir fünftausend Franken für die Operation von Jimmy.«

Ich schluckte leer. »Das ist ja unglaublich! Mir wird ganz komisch! Ich bekomme weiche Knie!« Ich überlegte und kämpfte mit den Tränen: »Das kann ich nur annehmen, wenn das Himmelbett ab sofort euch, testamentarisch, gehört! Möchtet ihr bald mal zum Essen kommen und euch das Bett anschauen?«

Verdattert dankte ich vorerst einmal, rief Pit an, und beide lachten, weinten, lachten wir zusammen. »Das git's ja nöd«, sagte er in seinem heimeligen Züricher Schweizerdeutsch.

Die SMS von G. auf meine nächste SMS lautete: »Das mit den weichen Knien wird sich wieder geben! (Goldgelber Smiley) Schöne Sunntig!« Pit kam mit seinem Mofa und Sturzhelm bei mir angerauscht.

Die Einladung nach China vom »Adoptivbruder« Xu mussten wir natürlich absagen.

Ich dachte noch mal: »Mein Leben gleicht einem Märchen, in dem ich im Wald wiederholt meinen Mut und meine Einstellung beim ›Erschlagen von Drachen‹ beweisen muss. Mache ich etwas mit guten Absichten, so geht der Weg scheinbar mit Belohnungen und weiteren ›Prüfungen‹ immer wieder aufwärts weiter.« Denn einige hatten mir geraten, Jimmy einzuschläfern. Aber ich war meinem Herzen gefolgt!

Da sich meine Wohnsituation aufgrund der lauten Nachbarn noch weiter verschärfte, suchte und fand ich eine Wohnung auf dem Land. Mit Bedauern schrieb ich meine Kündigung. Mit einem weinenden und einem lachenden Auge nahm ich Abschied von meinem Garten, von meinem Baum, von der Wohnung, die ich so sehr liebte. Aber es war Zeit, weiterzuziehen.

Oft fragte man uns, warum Pit und ich jetzt nicht zusammenziehen wollten.

Erstens, weil wir so etwas Kostbares nicht durch Zusammenwohnen gefährden wollen. Vielleicht habe ich immer noch Angst, aber Pit ist einverstanden und fängt auch an, seine Wohnung alleine ganz neu zu genießen.

Zweitens, weil es neben dem »Gut der Liebe« noch etwas Großartiges gibt: die eigene Intimsphäre des eigenen, total ungestörten Raumes, einen Ort, wo ein jeder Mensch seine Eigenarten pflegen kann.

Drittens, weil »Alleinsein« etwas Herrliches ist und noch viel herrlicher, wenn jemand da ist, zu dem man sagen kann: »Du, ich hab dich lieb, und du, ich bin auch gerne allein!« Das gilt besonders, wenn man älter wird.

Viertens, weil Pit eine Eigentumswohnung hat, die seine Kinder einmal erben, und ich dann nicht wieder ausziehen möchte, weil ich den Hypothekenzins nicht bezahlen könnte.

Ich habe in der neuen Wohnung, die hell, farbenfröhlich und übersichtlich ist, ein neues Lebensgefühl. Das Wort »completion« (Vollendung, Abschluss) höre ich in mir an Stelle der störenden Stimmen, die alle verschwunden sind.

Mit meiner Tochter hier in Basel habe ich wieder Kontakt. Es war der tragische Tod ihres mittleren Sohnes, meines Enkels Smiley, der mit mir und Wahine in Neuseeland so gerne ritt, der uns wieder vereinte. Meine Tochter in Australien schreibt über ihre neue kleine Lifestylefarm in den Dandenongs, mit ihrer Ziege, ihren Hunden, Katzen und dem Huhn. Sie kaufte sich einen kleinen Pickup, und die Kunstgalerie, in der Künstler in gemieteten Glaskuben ausstellen können, floriert unter dem Slogan: »Ich fütterte heute einen Melbourner Künstler!« Bestimmt wird sie es auch noch zu einem John Dere-Rasenmäher schaffen, von dem ich so lange träumte.

Ich denke an die vielen Momente, als ich mich auf meinen langen Heilweg begab. Den Anstoß dazu erhielt ich nach der ersten Lesung, im Kursaal von Bad Herrenalb, dank Dr. Walther Lechler, als ich an seinem bekannten »Seminar in Gwatt« teilnehmen durfte.

Der Spastiker

Am ersten Tag des Seminars von Walther Lechler hatten mich zwei Menschen stark beeindruckt: Zuerst erzählte eine Frau, wie sie sich nackt in ihrem Garten auf Flaschenscherben legte, wenn es hagelte. Sie weinte und sagte: »Seit der schweren Misshandlung in meiner Kindheit kann ich tun, was ich will, ich kann nichts mehr spüren! Ich schneide mich, ich brenne mich. Ich spüre nichts!«

Später lud Walther einen Mann ein, nach vorne zu kommen, der seit seiner Geburt Spastiker ist. Dieser erzählte uns: »Walther lud mich ein, um zu euch zu sprechen. Viele von euch, die als Kinder schwer traumatisiert wurden, verzweifeln, weil ihr euch im Leben behindert vorkommt, das Leben nicht meistern könnt; und niemand eure unsichtbare Behinderung sehen oder verstehen kann. Ihr fühlt euch überfordert, unverstanden und verurteilt. Außerdem verurteilt ihr euch selbst und lehnt euch ab. Ich möchte dazu sagen, dass mein ›zentrales Schaltbrett‹ im Gehirn bei meiner Geburt beschädigt wurde. Diese andauernden Zuckungen in meinem ganzen Körper werden dadurch verursacht. Es ist schwer, so zu leben. Ich werde deswegen oft verachtet, verurteilt, gemieden und ausgelacht. Aber ich nehme mich so, wie ich bin, an und lebe mein Leben.

Meine Frau ist auch auf diese Weise behindert. Sie stickt riesengroße Wandbilder, die in Japan und auf der ganzen Welt ausgestellt werden. Sie muss die Nadel mit den Zehen halten und braucht enorme Geduld für jeden Einstich in die Löchlein des Gewebes. Und was meint ihr, was ich für Geduld und Geschick brauche, um das ›Löchlein der Seeligkeit‹ bei ihr zu finden!« Er lachte zuckend aus vollem Hals, während wir ein wenig geniert und doch erleichtert mitlachten.

Er fuhr fort: »Zum Trost kann ich euch sagen, dass ihr vielleicht auf dieselbe Art wie ich beschädigt worden seid, dass ihr dieselben ununterbrochenen Zuckungen habt wie ich, aber dass ihr im ›zentralen Schaltbrett der Seele‹ beschädigt wurdet! Das ist oft, wie bei mir und meiner Frau, irreparabel!

Ihr könnt genauso wenig für die Zuckungen eurer Seele, die euch ins Leben pfuschen, und ihr könnt diese genauso wenig, wie meine Frau und ich, einfach hinter euch lassen und wegstecken!

Opfer werden immer für die Taten der Täter bestraft, bis sie sich nicht mehr strafen lassen. Aber wer zu solchen ›zu Opfer gemachten‹ sagt: ›Ach, lass das doch hinter dir! Das ist doch schon so lange her! Bist du immer noch in der alten Opferrolle?‹, kann sie direkt in die totale Isolation und vielleicht sogar in den Tod treiben.

Warum sagte ich vorhin ›zum Trost‹? Weil es nur eine Lösung gibt, und die heißt: so gut wie nur möglich damit zu leben lernen! Ihr sowie die Umwelt müsst das besser verstehen, so dass alle damit besser leben können. Es könnte unsere Berufung sein, anderen das aufzuzeigen.«

Danach veränderte sich mein Leben sukzessiv.

Warum sich alles gelohnt hat

In Basel laufe ich, seit ich wieder in der Schweiz bin, jedes Jahr in dem vom »Marche Blanche« organisierten Marsch durch die Schweizer Städte mit, der gegen sexuelle Verbrechen an Kindern protestiert. Alle, die mitlaufen, tragen einen weißen Ballon, um ihrer Solidarität Ausdruck zu geben. Auch Jimmy läuft wedelnd und stolz mit einem weißen Ballon an seinem Halsband mit. Seit Jahren sammelt diese

Gruppe Unterschriften und klärt die Bevölkerung über die Vielzahl dieser Verbrechen auf. Eine Initiative gegen die Verjährung solcher Delikte wurde von ihnen zur Volksabstimmung vorgelegt.

Vom Fernsehen wurde ich deswegen und wegen meines ersten Buches für eine Aufzeichnung der Diskussion des »Zischtigs-Clubs« eingeladen. Es ging um die baldige Volksabstimmung: »Sexueller Missbrauch von Kindern – unverjährbares Verbrechen – ja oder nein?«

Bei der Diskussion saß ich zwischen der Bundesrätin Eveline Widmer-Schlumpf, Oskar Freysinger, von der Volksinitiative »Für die Unverjährbarkeit pornographischer Straftaten an Kindern«, Nationalrat SVP-VS, Daniel Vischer, Nationalrat Grüne-ZH, Markus Oertle, Staatsanwalt des Kanton Zürich, Leiter des Fachbereichs Kinder als Opfer von Erwachsenendelikten, und Regula Schwager, Kinderpsychologin.

Mit meiner neuen Familie schaute ich mir später die Sendung an. Da sah ich, dass ich nicht mehr ununterbrochen lächelte! Ich zog sogar manchmal ein ganz klein wenig meinen Mund zurecht. Und als die verschiedenen Anwälte bekräftigten, wie schwer es sein würde, im Falle von Anklagen älterer Opfer Beweise gegen noch ältere Täter zu finden, sagte ich zu Frau Widmer-Schlumpf (und der Einfluss des Dalai Lama stupfte mich): »Wissen Sie, warum das so wichtig ist? Es ist auch für einen alten Täter wichtig, sich noch vor dem Sterben damit zu befassen.«

Ich sah mich von außen, und was ich sah, war eine mutige Frau, die mit ihren Gefühlen ein Stück mehr im Kontakt stand. Sie trug sichtbare Narben aus ihrer Kindheit, aber sie hatte, wie die alten Bäume in Gersau und Jimmy, mit vernarbten Wunden zu leben gelernt. Sie sprach ruhig und sachlich, denn sie hatte ihre Würde wieder gefunden!

Am Sonntag, den 30. November 2008, haben die Schweizer gewählt, dass sexuelle Verbrechen an Kindern nicht mehr verjähren dürfen!

In mein Heft schrieb ich:

Ich bin.
Ich habe es geschafft!
Liebes Leben, ich fühle mich nun sauwohl in dir!
Ich stehe mit Wonne auf deiner Erde Boden,
auf dieser Erde, in der es Basler Schwarzbrot,
Schweizer Schokolade,
Schabziegerkäse mit Butter zu »Lusesalbi« angemacht,
gibt!
Wo es meine Wohnung mit einem vierzehn Meter
Balkon in der Sonne gibt.
Wo ich mich von einem Pit, seiner Familie und einem
Dackel namens Jimmy
geliebt und angenommen fühle
und sie alle unbeschränkt zurücklieben darf!
Ich kann seit Indien und der Anleitung zur Metta- und
anderen Meditationen
(die Nächstenliebe bewirkt) meine Gedanken
beobachten
und erhalte keine negativen mehr,
dank einem Herzen voll der Lebensfreude und
Dankbarkeit.
Das macht mich unbeschreiblich »seiend«.
Ich bin.

Ich bin geworden!
Liebes Leben, ich danke dir für alles.
Ich bin gespannt, wie es weitergeht, wenn ich dich und diesen Körper einst verlasse,
ich freue mich jetzt schon darauf.
Aber vorerst freue ich mich noch jede Sekunde in dir, an dir!
Wir alle und alles sind Ausdruck von Göttlichkeit.
Wie bin ich froh, dass der Gott von allem Göttlichen *religionslos* und durch Weisheit allen zugänglich ist.
Ich bin glücklich satt, und freue mich jeden Tag am Festtisch meines Lebens
und bin so satt, seit ich mich einst entschied, jeden Tag, aus Dankbarkeit zufrieden zu sein, und darum konnte ich, auf meine Art, vergeben, annehmen und loslassen.

Zum Schluss

Das Schwerste ist, sich selbst treu zu sein

Im Wohnzimmer war jede Fläche belegt mit Papieren, Rechnungen, Quittungen, Garantien, Ordnern etc. Während der zwölf Jahre, seit ich zurück bin, hatte ich alles irgendwo hingesteckt. Aber bevor dieses Buch herauskommen sollte, wollte ich totale Übersicht und Ordnung, um nie, nie, nie mehr etwas suchen zu müssen.

Gestern war Sonntag. Pit fuhr mit dem Männerchor nach Deutschland, und ich war spät aufgestanden, da ich bis um zwei in der Früh, weinend und fasziniert nach dem Tod von Michael Jackson die Aufnahme eines alten Konzertes angeschaut hatte.

Ich hatte vor allem geweint, weil mein verstorbener Enkel, wenn auch nur ganz zaghaft und kurz, in Neuseeland zu mir eine Beziehung aufgebaut hatte. Beim Reiten sprachen wir über die Musik von Michael Jackson, und er hatte mir danach Kassetten von ihm zugeschickt, weil er wusste, dass ich, wie er, von ihm fasziniert war. Nun waren die zwei zusammen in eine andere Welt gegangen.

Nachdem ich mit Jimmy nachdenklich in den Wald ging, nahm ich das Buch *Bitterfotze* von Maria Sveland* mit. Sie bezieht sich darin auf das Buch *Angst vorm Fliegen*

* Maria Sveland, *Bitterfotze.* Kiepenheuer und Witsch, 2009.

von Erica Jong*. Und nach dieser Lektüre bin ich heute wieder ein Stück befreiter und glücklicher.

Ich erkannte durch den genialen Satz von Erica Jong: »Man braucht sich nicht dafür zu entschuldigen, dass man seine eigene Seele besitzen will«, dass ich mich von nun an auch nie mehr entschuldigen werde, wenn ich das ausspreche, tue und mich empfinden lasse was für mich *ehrlich* ist!

Somit ließ ich mein momentanes Chaos in allen Zimmern und auf dem Balkon für mich stehen, solange ich es brauchte, um es langsam für mich, zwischen allem anderen, zu ordnen. *Und ich werde mich nicht entschuldigen für die Unordnung!* Von jetzt an werde ich mir auch keine Schuldgefühle mehr machen, sondern zu mir und meiner Seele stehen!

Aber ich werde auch mir, mit Freude und ohne schlechtem Gewissen, all die Zeit nehmen, die ich mir gerne geben möchte. Ich werde noch bewusster »Nein« oder »Ja« sagen.

Ich war also nie einem Partner untreu in meinem Leben, sondern ich versuchte zu lernen, *mir selbst treu zu sein.* Ich möchte nicht verbittern, keine Bitterkeit in meiner Seele haben, noch bitterherzig oder »bitterfotzig« werden!

Wie ich allen, alles verzeihen konnte

Ich beschloss, mich nicht mehr selbst mit etwas von anderen Menschen zu belasten! Ich dachte: »Ich habe ein geschenktes Leben auf Erden. Ich bin in diesem Leben nun dreiundsiebzig Jahre alt geworden!«

* Erica Jong, *Angst vorm Fliegen.* Ullstein, 2007.

Ich habe die große Gabe erhalten, sehr offen auf Menschen zugehen zu können, und erhielt dadurch hunderttausend Mal spontane Erwiderung, Entgegenkommen, und das Geschenk von Begegnungen und Freundschaft.

Zu jeder Arbeit, Aufgabe, Veränderung und zu jedem Schicksalsschlag erhielt ich die Einstellung, die mir half, an diesen Lebensprüfungen zu reifen.

Ich bin gesund! Ich habe eine unbändige Energie! Je mehr Energie ich verbrauche, umso mehr erhalte ich, und ich glaube, mit dem Lieben funktioniert das ebenso.

Ich werde von einem wunderbaren Mann geliebt!

Ich habe einen Hund, tolle Freundinnen und Freunde, eine Wohnung, ein Himmelbett, eine Bettdecke, Matratze, Kleider, Brot, Honig, Milch und Blumen, Musik, Bücher, Natur und noch so viel mehr. Mensch, was soll ich da noch eine Minute irgendeinen negativen Gedanken haben.

Wenn ich am Morgen aufstehe, bin ich voller Lebensfreude, und es gibt so viel Herrliches zu tun, denn die besten Dinge im Leben sind gratis. Danke, liebes Leben, für alles, danke!

Und sollte ich noch einmal vieles verlieren, und sollte es mir wieder schlechtgehen, ich weiß, ich kann nur mein Leben verlieren, aber mich selbst, nun, da ich mich gefunden habe, verliere ich nie. Denn ich weiß nun auch, *jeder Mensch ist ein geliebter Mensch, wenn er sich selbst liebt.* Dann liebt er nämlich Gott in sich: das Göttliche!

Ich finde es schade, dass meine Eltern diese Lebensfülle nicht leben konnten, und darum habe ich ihnen gegenüber keine negativen Gedanken mehr. Sie waren arm, und daher verstehe ich die Aussagen des Dalai Lamas: da kann man nur betrübt sein. Aber nicht zu lange! Sie hatten ihre Chance! Ich brauche jetzt Zeit für meine!

Meine Lebensliste zum Geleit

Ich machte mir eine neue Liste:
Entscheidungen
Ich entscheide:

1. Dass ich mich an jeder schönen Stunde im Leben freuen will und dafür dankbar bin. Die Zeit meiner Erziehung zum Leiden (um »glücklich, unglücklich, brav und angepasst« zu sein) ist vorbei. Auf meinem Grabstein soll es nicht heißen: Ihr Leben war Arbeit, Schweiß und Tränen. Die Zeit zur »Selbsterziehung zur Völle aller Dinge« ist angebrochen! Es soll auf meinem Grabstein heißen: Ihr Leben war ansteckende Lebensfreude, trotz allem!
2. Dass ich das Traurige bewusst (da ich es nicht verdrängt, sondern genug angeschaut habe) nun wegstellen will. (Plonck!)
3. Dass ich mit den Taten von anderen Menschen, auch von meinen Eltern und Kindern und Enkeln, in meinem Leben nichts zu tun habe. Ich bin da, falls sie das wollen, aber nur »das Meine« nehme ich auf mich, denn wenn ich ihnen »das Ihrige« abnehme, schwäche ich ihre Entwicklung. »Sich um jemand Sorgen machen« ist vergeudete Energie, die niemandem etwas bringt, und sie ist sogar Einmischung und Kontrollsucht.

4. Dass ich mich über alles freue, was ich mit Begeisterung gab, denn es gehört nun in meinem Herzen alles mir.
5. Dass ich sehe, dass mein Leben jetzt mein Herz-Bankkonto ist, auf dem so viel Reichtum liegt, dass ich davon täglich abheben und verschenken kann.
6. Dass das Durchhalten, während ich auf den Lebensgipfel steige, mir oben die Aussicht auf das vergoldete Leben, das mir bestimmt ist, schenken wird! Und diese Aussicht nehme ich beglückt vor Dankbarkeit, mit Stolz und Würde an!
7. Dass ich glaube, mein Himmel wird voller Licht sein, da ich hier das Dunkle in Licht zu verwandeln lernen durfte.
8. Dass ich in Liebe an meine armen Eltern denke, da sie diese beglückende Lebensarbeit noch nicht zu tun wählen konnten.
9. Dass ich mich so benehme wie mein Dackel Jimmy, denn wenn ich mich über seine charmante Drolligkeit, seinen guten Willen und alles, was sein geliebtes Hundesein ausmacht, freuen kann, so kann sich der Gott aller Göttlichkeit sicher auch an unserem fröhlichen Menschsein freuen.
10. Dass ich auch für jede Ablehnung zu danken habe, denn daran konnte ich erkennen, wie das ist, und durfte andere, die das wollten, besser anzunehmen lernen.

Ich schreibe das Wort »ENDE«, und Jimmy kommt und stupft mich am Bein. Dreimal bellt er, hält den Kopf ein wenig schief, und ich weiß, das heißt: »Komm jetzt endlich mit mir in den Wald!«

Das Monument

Hier zum Abschluss noch ein wichtiges Gedicht, welches mir sehr geholfen hat. Ich vertrage nach meinem Vater und nach der religiösen Sekte meines Mannes das überhebliche Vater, Gott, Lord, Herr, ER und ähnliche Wendungen weder in Kirchen noch in Predigten. Im Aramäischen, der Sprache von Jesus, heißt es »Vater-Mutter-Schöpfer oder Gebärender-Vater-Mutter-Geist«. Ich nenne es für mich *»er-sie-es«*.

Das Monument

Bevor Gott (was immer du darunter verstehst)
seine Kinder zur Erde schickt,
gibt »er-sie-es« jedem Kinde
ein sorgfältig ausgewähltes Päckchen mit Problemen mit.
Diese, verspricht »er-sie-es« und lächelt dabei,
gehören nur dir alleine.
Niemand außer dir kann diesen Segen besitzen,
den diese Probleme dir bringen.
Und nur du hast die speziellen Talente und Fähigkeiten,
die du brauchst, um diese Probleme zu deinen Dienern zu machen.
Nun geh zurück zu deiner Geburt und zu deinem Vergessen.

Wisse, dass ich dich über alle Maßen liebe.
Diese Probleme, die ich dir auferlege, sind das *Symbol für diese Liebe.*
Das Monument, *welches du aus deinem Leben machst mit Hilfe deiner Probleme,*
wird zum Symbol deiner Liebe zu mir werden.

Anonym

Danksagung

Einen großen Dank an meine Kinder Toni und Isy. Ebenso an meine Partner und Enkelkinder, ob noch auf dieser Welt oder schon weitergegangen; und an alle, die meine Familie auf Erden ausmachen, ob sichtbar oder unsichtbar, auch besonders an Patricia, meine Patentochter.

Dank an Leo und Ruedi, meine beiden »Adoptiv-Väter«, an Xu, meinen chinesischen »Bludel«, und seine Frau Chiafuong und meine »adoptierte Schwester« Lotti aus Zürich.

Dank an meinen geliebten Peter, an seine Tochter Priska, deren Partner Andre, und meine Stiefenkelkinder Jana und Nico plus Patchwork-Stiefenkel Joel. Dank an ihre Eltern, Großeltern, Geschwister und an meine ganze neue Familie mit Pierina, Hans-Rudolph, Liseli, Edwin und Lilly und die Familie Brodolliet und der Akapelo-Gruppe des Enkels »Bliss«. Besonderen Dank an Inge aus Nürnberg. Danke auch für die schöne Zeit dort mit Adolph.

Weiteren Dank möchte ich aussprechen an Margrit Jungen für ihre Opfer-Hilfs-Arbeit und für die finanzielle Hilfe für das erste Lektorat.

Dank an Jeannine de Marko, bei der ich einen Monat im Haus im Tessin, mit Verpflegung, zum Schreiben wohnen durfte.

Danke Frau Feld von der GGG, dem Schweizer Schriftstellerinnen und Schriftsteller Verband, Pro Litteris und der Literaturagentin Eva Koralnik.

Dank an alle meine alten und neuen Freunde in der Schweiz, in Deutschland, England, Kanada, Indien, an den Dalai Lama, an die Lehrer und Nonnen im Kloster Thösamling, besonders an die Leiterin Sangmo, den weisen Lehrer Geeschela und an das tibetische Hilfspersonal. Danke Bernd Simons, der für die Familienunterbringung in Indien sorgte, danke Heidi, für deine Vermittlung.

Danke nach Neuseeland an Pam und John Hall, Pam und Ted Bosh, Gunilla und Selwyn Priest, an Ruth and Peter (†) Lester und an die Ehetherapeuten von »Pathfinders.«

Danke Elisabeth Meldon (†) und Gertrude Koller.

Danke für die geschenkte Woche in Paris von (und mit) Margot und Dave Turley aus Neuseeland.

Ich danke meinen Maori- und Pakeha-Freunden im Kiwiland, den Indianer- und weißen Freunden in Kanada und Freunden überall auf der Welt, denn ein Freund ist für mich ein Mensch, den man noch nicht getroffen hat.

Einen großen Dank an die weltweiten Gratis-Vipassana-Center von Herrn Goenka, besonders in St. Imier.

Dank an Sabera, die Wüstenfrau.

Einen großen Dank an alle Menschen, die mich auf unterschiedliche Arten unterstützten, als ich mit zweiundsechzig Jahren zurück nach Basel kam.

Auch danke ich für jede finanzielle werkbeitragende Hilfe, besonders an Felix und Eva sowie auch für die Computerhilfe von so vielen, besonders von Martin Greub, Angelika, Stephanie und Brigitta sowie Alex und Foxx.

Danke G. und L. Harnischberg für die Rettung meines Hundes!

Einen großen Dank auch allen meinen Tieren, die mein

Leben begleiteten, ob noch hier oder schon dort. Ebenso danke ich allen Blumen, Pflanzen, Bäumen, Vögeln sowie den Grillen, der Luft, den Gewässern, Bergen, Sternen, Ländern und der Wüste, die mein Leben so sehr verschönert haben, also der ganzen herrlichen Natur, dem Himmel und unserer Erde sowie allem, was unser Universum und uns ausmacht.

Danke für den Sonnenauf- und -niedergang, als ich allein in der Kirche auf dem Berg Sambica auf Rhodos übernachtete … und verzweifelt um meine Familie betete.

Danke an die Energie der Liebe und den Humor und an das Leben und die Weisheit.

Dank an Heidi Berger und ihren Mann für ihre Ferienwohnung in Grimenz.

Dank an Oliver Bieri, für das Organisieren des Gesprächpodiums im Hotel Basel »Gegen die Gewalt«.

Dank an die Familie Maurer für das Essen im Hexenhüsli. Ein ganz wichtiges Dankeschön an Frau Regula Strobel.

Danke, Ruedi Scherler, für alles.

Danke an Bibi vom Restaurant Äschenplatz und Barbara (Barbarella), dem Countrysänger-Star, und an Duke, für die Vertonung des Gedichts meines ersten Buches: »Vater, weißt du, was du mir angetan.«

Danke den Lehrerinnen Marie-Louise Knüsel und Fabienne (und Roger) für die Einladung in die Ferien, in Konzerte und zum Sprechen sowie all den Lehrern, die mich zum Thema »Was ist Missbrauch« an ihre Schulen einluden.

Danke ebenso den Schülern, die über mein erstes Buch referierten und mich dazu einluden.

Danke, Xaver Pfister, der Migros Genossenschaft, Frau Berger und dem Forum Elle und allen anderen Vortragsorganisationen in der Schweiz, Deutschland und Neuseeland. Danke dem Kaufhaus Globus und Rheinbrücke (Manor), bei denen ich, neben den vielen Buchhandlungen, zum Thema »Sexueller Missbrauch, Gewalt und Pädophilie« sprechen durfte.

Ich danke meinen langjährigen, treuen Freunden: Familie Michelle und Erik Wiskott, Noemi und die Familie Speitel, Buddy und Gerti Elias, Eva und Felix Dürler, Vreni und Hans Bertschmann, Chris Peret, Regi und Carlo, Fritz Kunz, Bruno Peretti, Yvette, Christel, Ernesto, Mimi, Val, Maida, Roshan, Marja, Paula und Willi, Päuli Henseler, Anne-Marie und Freddie, Sabina, Angela, Angelika und Stephanie, Andrea von der Bodega, Brunners von Wengen, Avji und Christoph vom Planet 13, Claudia Meyer und meine früheren Nachbarn PA und Ste, Isowanni, Nanni, und Herr und Frau Lüthig sowie Fritz sowie den neuen Nachbarn Claudia und Sabrina, Sylvia aus Indien sowie Susan aus England. Dank gebührt auch Stephan Glaser, dem Vermieter meiner Wohnung.

Dank an Julius, dem Löffelschnitzer, und seiner Tochter, Marita und Peter aus Wetzlar und Ilse Achiles sowie Charlotte der Büchermessezeiten in Frankfurt.

Dank an meine »Wohltäter-Freundinnen« Astrid und Erica sowie auch an Hebbe.

Dank an Lineli und Paul Helfenberger, an Rosemarie und die Familie Rudin, an die Bewegung »Hilf mit und schau hin« and thanks to the Harris.

Dank an alle der »Montag Brötliparty« mit Rosi, Regula, Heinz, Gabi, Susanne, Astrid, nun auch Peter und Danja; an Alois, Ursi, Toni, Maja und Alf und an die Freunde vom Bücherzirkel.

Dank an Dr. Walter Lechler, Renate, Friedhelm und Regina und Dr. Patch Adams; an Ruth Wenger, Peter A. Levine, Steve Hoskinson, Urs Honauer und Elisabeth Erb.

Spezieller Dank geht an Dr. Gottfried Waser, der Kunsttherapie der Universität von Basel und an meine Maltherapeutinnen Christa Lambertus und Bettina Egger. Ebenso auch an Iris Herzig vom Indianerladen am Petersplatz für ihr spontanes Indianergeschenk und für die Arbeit, die sie macht.

Dank an alles und an alle, die mein Leben auf irgendeine Art berührt haben, wie auch an die therapeutisch Tätigen und die Menschen, die sie brauchen.

Dank an Bücher und Musik, besonders an die von Mozart, Johanna Spyri *(Heidi)*, Richmal Crompton *(Just William)*, Horst Wolfram Geißler *(Der liebe Augustin)*, Hans Fallada *(Kleiner Mann – was nun?)*, Jeremias Gotthelf und Goethe.

Dank an die Veranstalter der Fernseh-, Radio-, Zeitungs- und Illustrierteninterviews, die helfen, die Botschaft gegen sexuelle Gewalt zu verbreiten.

Ich danke allen, die meine Bücher möglich machten, wie Bob Ross in Neuseeland und Hugo Ramseyer in der Schweiz.

Und jetzt einen ganz besonders herzlichen Dank an Sabine Giger, eine Verlegerin, die jeder Schreiberling sich wünschen würde, wenn es sie nicht gäbe, sowie an meine Lektorin Frau Rohde in Leipzig und an meine Leser.

Dank an meine Hunde Jimmy und Mr. Sky sowie an meine Pferde Melissa Melody Jane, Christal und Wahine.

Dank alledem und noch vielem mehr war es bis jetzt ein unwahrscheinlich reiches Leben. Ich danke all dem Hellen und dem Dunkeln, denn nur durch den Kontrast konnte ich wahren Reichtum erkennen.

Ich danke vor allem der Kraft, die all das und uns alle möglich macht.

Danke allen, die ich vergessen habe zu nennen, denn die bereichernden Begegnungen in meinem Leben sind so unzählbar viele.

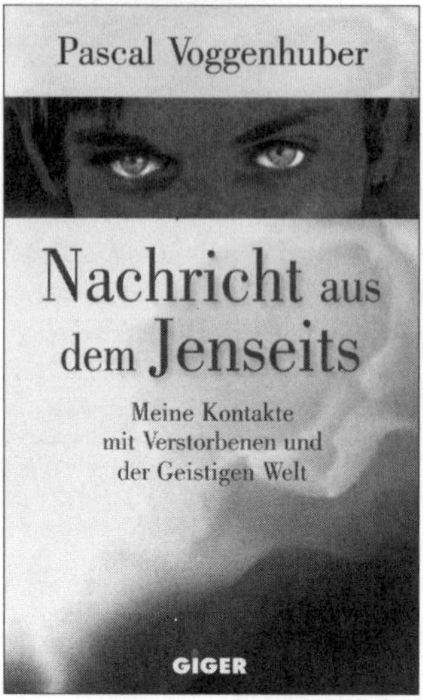

Pascal Voggenhuber, aufgewachsen im Basel-Land, Schweiz. Bereits als Kind konnte er Verstorbene sehen und hatte Kontakt mit seinem Schutzengel. Er ließ sich in der Schweiz und England zum Medium ausbilden.
Im März 2007 veröffentlichte er seine Biographie *Leben in zwei Welten,* die innerhalb kürzester Zeit in die schweizer Bestsellerliste aufstieg. In seiner Praxis erteilt er Einzelberatungen, hält Vorträge und Seminare.
www.pascal-voggenhuber.com

Bestsellerautor Pascal Voggenhuber wurde vor allem mit der Präzision seiner Jenseitskontakte in der Schweiz und über die Grenzen hinaus innerhalb kürzester Zeit bekannt. In seinem neuen Buch erzählt er über seine spannende Arbeit in der Praxis, wie Jenseitskontakte funktionieren und wie er mit der Geistigen Welt in Kontakt steht. An zahlreichen Beispielen, auch von Klienten, erklärt der Autor, wie sich ihm Verstorbene zeigen und wie er mit ihnen kommuniziert.
Seine Botschaften sind schon für viele Menschen zum Trost geworden, dass es ein Leben nach dem Tod gibt und die Verstorbenen immer bei uns sind.

Ein berührendes Buch, das Trost und Kraft spendet

Pascal Voggenhuber
Nachricht aus demJenseits. Meine Kontakte mit Verstorbenen und der Geistigen Welt
224 Seiten, Klappenbroschur
ISBN 978-3-9523202-7-3 · Fr. 36,90 – 19,50 €

www.gigerverlag.ch